モンテッソーリ法と間隔伸張法を用いた

痴呆性老人の機能改善のための援助

【監訳】

綿森淑子
広島県立保健福祉大学 名誉教授

【訳】

板倉 香
医療法人フェニックス あまのクリニック　言語聴覚士

平松克枝
淳風福祉会 若宮老人保健センター　言語聴覚士

三輪書店

Montessori-Based Activities for Persons with Dementia Volume 1
Published by Menorah Park Center for the Aging, 27100 Cedar Road, Beachwood, OH 44122.

All rights reserved. This book or any portions thereof may not be reproduced in any form or by any means, electronic or mechanical, including photocopying, recording, or by any information storage and retrieval system, without the permission in writing from the publisher. All inquiries should be addressed to Myer Research Institute, Menorah Park Center for the Aging, 27100 Cedar Road, Beachwood, OH 44122.

© 1999 Myers Research Institute
© First Japanese language edition 2002 by Miwa-Syoten Ltd., Tokyo

A Therapy Technique for Improving Memory: SPACED RETRIEVAL
Published by Menorah Park Center for Senior Living, 27100 Cedar Road, Beachwood, OH 44122.

All rights reserved. This book or any portions thereof may not be reproduced in any form or by any means, electronic or mechanical, including photocopying, recording, or by any information storage and retrieval system, without the permission in writing from the publisher. All inquiries should be addressed to Myers Research Institute, Menorah Park Center for Senior Living, 27100 Cedar Road, Beachwood, OH 44122.

© 1998 Jennifer A. Brush, M.A., CCC/SLP, and Cameron J. Camp, Ph.D.
© First Japanese language edition 2002 by Miwa-Syoten Ltd., Tokyo

日本語版 序

　Maria Montessori*は何事にも境界線を引かない人でした．彼女は，世界の様々な場所，異なる文化圏の各地に学習センターを展開しました．医学とリハビリテーションについて研究したその知識を生かして，「教えにくい」とされていた人たちにも手を差しのべる新しい教育法を生み出しました．彼女は人間には潜在的な能力があることを認識し，その潜在能力が発揮されるようはたらきかけたのです．彼女はまた，神経科学の分野において最近になって体系的に研究されはじめた学習のメカニズムを認識していた点で，時代に先駆けていたともいえます．

　われわれはMontessoriの精神にのっとって研究を重ね，認知症**高齢者のためのモンテッソーリ法に基づいたアクティビティや，彼らに残された能力に基づいた他の援助の仕方を開発してきました．そのような援助法の一つに間隔伸張法がありますが，この方法を用いることにより認知症高齢者も新しい事柄を学習でき，数日，数週間，あるいは数カ月にわたって覚えておくことが可能になります．Montessoriの精神に基づくことによって，このような「教えにくい」人々にも働きかけることができ，彼らの潜在能力を引き出すことができることを繰り返し強調したいと思います．

　本書は，学習メカニズムに働きかける神経科学を利用した新しい手法とこれまで大切にされてきた伝統的手法の両方を紹介するものです．われわれの著書を翻訳するにあたり，単に日本語に訳すだけでなく，われわれの考え方を日本の文化的背景に合わせる形で導入しようとご尽力くださった綿森淑子博士に心からお礼申し上げます．われわれのアイディアを日本の読者に紹介する機会を与えてくださった，三輪　敏氏はじめ三輪書店の編集スタッフに深謝いたします．

　また，Maria Montessori，ならびに間隔伸張法についての研究を始めた多くの科学者達に感謝の意を表します．そして最後になりましたが，本書に掲載されたさまざまな課題について長年にわたり協力して下さった全ての認知症の方々に心から感謝いたします．われわれは，これらの人々から多くのことを学び続けており，彼らの智恵と勇気から創造的な刺激を受け続けているのです．

　2002年3月26日

Cameron J. Camp, Ph. D.
Beachwood, Ohio, USA

---

* Maria Montessori（1870～1952）
イタリアの教育家・医学者．こどもの自発的活動の重視，独自の教具による感覚の訓練，日常生活の訓練を重視した「モンテッソーリ法」を創唱した．（講談社，日本語大辞典，1989）
**2004年12月，「痴呆」という用語が「認知症」に変更されたのを受けて，本文中ではdementiaの訳語として「認知症」を使用する．

●目次●

序章

認知症における認知障害とその対応について　*1*

綿森淑子

第1章

モンテッソーリ・アクティビィティ　*7*

板倉　香　訳

　　はじめに　*8*

1 感覚による弁別 ─────────────── *17*

　　アクティビティ1　大きな音と小さな音　*17*
　　アクティビティ2　色の弁別　*20*
　　アクティビティ3　重さの弁別　*22*
　　アクティビティ4　温度の弁別　*23*
　　アクティビティ5　においのする瓶　*25*

2 すくう練習 ──────────────────── *27*

　　第1群：手ですくうアクティビティ　*27*
　　　アクティビティ1　宝探し　*27*
　　第2群：道具を使ってすくうアクティビティ　*31*
　　　アクティビティ1　ゴルフボールすくい　*31*
　　　アクティビティ2　ビー玉すくい　*34*
　　　アクティビティ3　スプーンで穀物をすくう　*35*
　　　アクティビティ4　パスタすくい　*38*
　　　アクティビティ5　米のふるい分け　*40*

3 注ぐアクティビティ ──────────────── *43*

　　アクティビティ1　ロートを使ってトウモロコシを注ぐ　*43*
　　アクティビティ2　液体を注ぐ　*45*

4 物を握るアクティビティ ——————————————— 48

アクティビティ1　色粘土の混合　*48*
アクティビティ2　トングを使う　*50*
アクティビティ3　ポンポンを握る　*52*
アクティビティ4　洗濯ばさみトレーニング　*55*
アクティビティ5　にんにく搾り器で搾る　*56*
アクティビティ6　穴開けパンチで穴を開ける　*59*

5 巧緻動作のアクティビティ ——————————————— 61

アクティビティ1　じゅず玉つなぎ　*61*
アクティビティ2　ひも通し　*63*
アクティビティ3　石を水でぬらす　*66*
アクティビティ4　砂に書く文字　*69*
アクティビティ5　紙を破る　*71*
アクティビティ6　はさみで切る　*72*

6 周辺環境の手入れや世話 ——————————————— 75

アクティビティ1　フラワーアレンジメント　*75*
アクティビティ2　植物の水やり　*77*
アクティビティ3　テーブルセッティング　*79*
アクティビティ4　金属製品を磨く　*81*
アクティビティ5　鏡を磨く　*83*

7 身のまわりのケアを自分でする ——————————————— 85

アクティビティ1　衣服をたたむ　*85*
アクティビティ2　衣服をハンガーに掛ける　*87*

8 組合せのアクティビティ ——————————————— 90

第1群：形の組合せ　*90*

アクティビティ1　形による分類　*90*
アクティビティ2　顔をつくる　*93*

第2群：物の組合せ　*95*

アクティビティ1　工具箱の分類　*95*
アクティビティ2　カフスボタンの分類　*98*

第3群：写真を用いたカテゴリー分類　*100*

アクティビティ1　環境にあるものの分類（植物/動物）　*100*

9 配列するアクティビティ ―― 105
アクティビティ1　計量スプーンを配列する　105
アクティビティ2　試験管を配列する　107

10 グループ・アクティビティ ―― 110
アクティビティ1　記憶のビンゴゲーム　110

第2章

記憶の改善テクニック：間隔伸張法　117

平松 克枝　訳

序文　118

はじめに　119

Ⅰ．間隔伸張法とその適応 ―― 121

1 認知症と記憶　121
　1．誤った通念　121
　2．学習は可能である　121
　3．2つの記憶システム――記憶モデル　122
　4．間隔伸張法の特徴　124

2 これまでの研究　127
　1．さまざまな種類の認知症に対するSR法の効果　127
　2．介護者やセラピストによるSR法の実施例　128

3 間隔伸張法の応用可能な領域　130
　1．言語療法において　130
　2．理学療法において　132
　3．作業療法において　133
　4．音楽療法・芸術療法において　134
　5．介護スタッフ・家族による訓練　135

II. 間隔伸張法の実際 ——————————— 139

1 間隔伸張法を実施する前に *139*

2 スクリーニングの進め方 *142*

3 対話の実際 *146*

 部屋番号を覚える *146*
 同じ質問を繰り返すことに対して *149*
 嚥下の代償法 *154*
 音声治療 *157*
 車椅子のブレーキをかける *160*
 歩幅を広げる *163*
 ウォーカーを使う *166*

4 データシートとその使い方 *169*

 間隔伸張法 データシート（Ⅰ） *169*
 間隔伸張法 データシート（Ⅱ） *172*
 間隔伸張法のデータシート *175*

5 クライアントのニーズに応じた調整 *178*

 1．誤りをさせない学習 *178*
 2．決まって誤った情報を想起する *179*
 3．時間間隔を伸ばすのが困難な場合 *180*
 4．食事中のSR訓練 *180*

6 症例検討 *183*

 症例1 *183*
 症例2 *183*

付録

 1．高齢者や認知症に関する問題についての情報機関 *192*
 2．参考図書 *194*
 3．間隔伸張法に関する研究 *195*

序章

認知症における認知障害とその対応について

広島県立保健福祉大学 名誉教授

綿森 淑子

認知症における認知障害とその対応について

　介護保険の開始とともに，在宅・施設のさまざまな高齢者サービスが急速に増加してきている．通所介護，通所リハビリテーションなどの対象者には認知症高齢者も含まれているが，これらのサービスの中で行われるプログラムの内容やその効果については，十分な検討が行われていないのが現状である．太田ら（2001）は「重度認知症患者の作業に関する先行研究は，問題行動に焦点を当て，そのメカニズムや対処法に関するものが多く，認知症患者の逸脱した作業をネガティブな視点で描きだしている．そのため彼らがポジティブに携わっている日常的な作業を通しての患者像は十分明らかにされていない」と述べている．認知症とは一般的には　①<u>一度獲得した知能</u>が，後天的な　②<u>脳の障害</u>によって　③<u>全般的</u>に　④<u>慢性的</u>に低下し，⑤<u>日常生活が困難</u>になった状態である，とされる（東京都老人医療センター，1999）．認知症患者では複数の認知能力（知能）が進行性に障害されるが，その進行の速度はゆるやかなことが多く，すべての認知能力が同時に失われたり障害されるわけではない．初期〜中期には神経病理の分布を反映した特徴的な認知能力の低下パターンを示すといわれており（Bayles, 2001 a），障害される能力と保たれる能力があることに注目することが必要である．欧米では保たれた能力を生かした直接的な介入の効果が報告されるようになっている（Bayles, 2001 b）が，このような積極的な働きかけが注目されるようになった背景としては以下のような考え方がある．

- 患者は認知能力の変化を感じ，不安を覚えている．
- 高度なことはできなくなってきても，残されている能力があるので，障害された認知能力には負担をかけず，保たれた能力を生かすようにする．成功体験が得られるように環境を整えた上で，適切な課題を行わせることによって，自分の能力，存在価値を認識する機会が得られ，不安が軽減される．
- 積極的に働きかけることによって機能面での低下を最小限にくい止める，あるいは少なくとも維持することが期待される．

　本書は近年注目を集めている認知症に対する直接的な介入法である，モンテッソーリ法と間隔伸張法について詳述した2つのマニュアルを合冊している．これらはオハイオ州クリーブランドにある総合的な高齢者施設，Menorah Park Center for Senior LivingのMyers研究所所長のCamp博士らの，理論に基づいた実践的な研究から生まれたものである．わが国でも高齢者を対象としたレクリエーション・アクティビティーに関する出版物は増えているが，理論に基づいた研究の裏付けを持っているものは少ない．

このような観点から本書の翻訳を企画した．

認知症が進行した患者では agitation などいわゆる問題行動が目立つことがあるが，こうした行動は，「ことば」でうまくニーズを伝えられないことや人的交流からの孤立など心理社会的ニーズが満たされないことと関係が深いと言われている．Cohen-Mansfield（2000）は，個別的な対応や，残されている能力を探り，患者とのコミュニケーションを通じて「ことば」だけからはわからない意図を見出すこと，家族などとのコミュニケーションを通じて患者の背景をより深く理解すること，そしてこれらの情報を活用して個別的な対応をすることによって問題行動は軽減されるとし，患者の行動の背後にある原因を推測してかかわっていくことの大切さを強調している．一人一人の患者にその時点で保たれている能力を知り，認知能力の状況に合わせて課題を設定し，秩序立った働きかけを行うことにより，失敗ばかりが続くのではなく，何かをうまく達成できたという成功経験をしてもらうことができる．Camp 博士らは，自ら課題を成し遂げたことによる満足感，達成感こそが成人の患者にとっては報酬となり，「学習された無力感」（波多野ら，1981）を防ぐとともに日常生活における機能の改善にもつながってゆく，という考えのもとに認知症患者に対する有効な援助法を開発してきている．

本書の前半に記載されているモンテッソーリ・アクティビティーは認知症患者の心理社会的ニーズを満たすことによって，落ち着いた時間を過ごしてもらう方法の1つとして開発されたものである．この方法は Maria Montessori がこどもに認知，社会，実用的能力をつけさせる目的で開発したモンテッソーリ法に基づくもので，重度認知症患者に保たれている能力を引き出すアクティビティーの1つの選択肢である．モンテッソーリ・アクティビティーのカギとなる原則は以下の通りである．

(1) 複雑な課題を，単純→複雑へと進む系統的なステップに分割する．
(2) うまくやり遂げることができるように手がかりを多く与えながら指導する．
(3) 自分が正しい方向で課題に取り組んでいるか，また課題のやり方は適切か，について折に触れてフィードバックし，失敗することから生じる欲求不満を減らす．
(4) 実生活で用いる物品を中心に，認知能力と感覚を刺激する多様な材料を用いる．
(5) 活動を自分で選んでもらう．

認知症患者を対象にモンテッソーリ・アクティビティーを行った研究では，気分の改善，社会的なスキルの改善，活動への参加の改善を認めたと報告されている（Judge ら，2000）．患者は通常のデイケア・アクティビティーに参加している時よりはモンテッソーリ法を用いたアクティビティーに参加している時の方がより積極的に行動していた．ステップ毎に細かく段階づけられたさまざまなアクティビティーが用意されているので，成功率も高く，コミュニケーションの阻害につながる退屈，ストレス，不安，興奮を減らすうえでも有効であったという．認知症の人たちは認知能力の低下のために生

活の中の出来事に「見当がつかなくなって」（馬場，2001）おり，日頃馴染んだ環境に何か変化が起きると動転したり，混乱したりする．秩序立った環境と，安心して過ごすことのできるルーチン化され，充たされた時間を過ごすことによって日常生活は落ちいたものとなる．その意味で一人一人の患者の認知能力を考慮した，意味のあるアクティビティーを行う機会を常に提供することは，患者が成功体験と自尊心を回復するうえで有効と考えられる（Hopper, 2001）．

　本書の後半の間隔伸張法は，認知症患者にも保たれている学習能力を利用して，日常生活に不可欠な機能を改善する方法である．認知症患者では，ワーキングメモリーと出来事に関する記憶（エピソード記憶）が初期から障害されるが，体でおぼえた手続き記憶や，プライミングと呼ばれる繰り返しによる潜在的な記憶は比較的保たれる．認知症患者の学習を促進する原理として，Mahendra（2001）は以下の5点をあげている．
　1．情報や行動を再生する機会を繰り返し与える．
　2．患者を積極的に学習に参加させる．
　3．できるだけ誤りを生じさせないように学習方法に配慮する．
　4．複数の課題ではなく，1つの課題に集中させる．
　5．手がかりを与えることによって情報や行動を再生しやすくする．
間隔伸張法においては，これらの原理が以下のように取り入れられている．

　ある情報が繰り返しアクセスされると，それに関連した概念や出来事，ことばなどが結び合ったネットワーク全体が活性化し，その記憶痕跡が強化される．このような関連する概念の活性化がプライミングであり，前述のように認知症患者にも比較的保たれているといわれている．つまり，情報にアクセスすることによって，その情報はさらにアクセスしやすくなり，再生しやすくなるのである．認知症患者にも保たれているこのような能力を利用して，慎重に状況を整え，患者にとって意味のある情報や日常の技能を繰り返し学習させることにより，「学習できた」という成功体験を味わってもらうことができる．間隔伸張法では，短い時間（2秒程度）おいて学習した情報を再生させるところから開始し，少しずつ再生までの時間を伸ばしていく．適応のある患者を見きわめること，誤りをさせない学習法（errorless learning）[注1)]を使うこと，学習させる内容を絞ること[注2)]などの条件があるが，上手に利用することによって，失敗なく学習ができ，自分の能力と存在価値を認識し，そのこと自体が報酬となって行動が強化されていく．Clareら（2001）は，社交クラブのメンバーの名前を覚えたいという希望をもっていた74歳の軽度アルツハイマー型認知症患者に対して顔と名前を連合させて覚えることを間隔伸張法を用いて行ったところ，訓練終了後も学習効果が維持されたことを報告している．この訓練では記憶させる具体的な材料を視覚イメージ法と手がかり消去法を組み合わせて作成した．たとえば，カロールという名前を覚えるには「前髪のカールし

たカロール」という具合に，その人の視覚的特徴を含んだ語呂合わせを作り，書かれた名前のスペリングを1文字ずつ後ろから消去して，最後はひとりで全部を思い出すというやり方である．このように周到に手がかりを用意[註3]して，誤りをさせない学習法を用いて学習させた．その際に間隔伸張法の手法を利用している．その結果，名前を学習でき，実際にクラブの会合でこの人達の名前を呼ぶことができるところまで般化が得られたという．この間，脳画像上の萎縮は進行し，認知能力検査の結果には低下が認められた．つまり，認知症自体は明らかに進行していたが，本人が積極的に参加することによって学習が促進され，維持されたものと考えられる．また，単に受動的に見たり聞いたりするだけではなく，実際に行動をしながらことばと連合させて繰り返し学習させることによって生活に必要な技能が習慣化し，機能の自立を維持することが可能となる（Brushら，1998）．間隔伸張法は認知症患者ばかりでなく，記憶に障害をもつ患者に適した学習法であるため，高次脳機能障害をもつ方々にも利用でき，効果をあげている（Wilson，1999）．

認知症患者のQOLを維持・向上させるための介入法としては，他に種々の感覚を通した刺激を用いて適切な行動を引き出すことなども提案されている．馴染みがあり，楽しかったころの記憶につながる刺激は会話を促し，安心感をもたらす．種々の感覚を刺激する材料としては，音楽，患者が過去に親しんだと思われる物品や作業，動物やぬいぐるみ，人形，思い出ノートなどがある（Mahendra, 2001；隅田ら，2001；楠ら，2002；Hopperら，1998；Bourgeoisら，1992）．患者の過去の生活歴などを参考に個別に考えることが大切である．

また，患者の周囲の人々や環境に対する間接的な介入も重要であり，介護者に対する教育，環境調整，コミュニケーション・ケアなどが提唱されている（Bourgeoisら，2000；Lubinski, 1991；綿森，2001；綿森ら，2002）．

〈註1〉誤りをさせない学習法（errorless learning）
　記憶に障害をもつ患者では，誤りをすることによって誤り自体が記憶され，強化されることがわかってきており（Baddeley & Wilson, 1994），誤りをさせないような学習法を用いることがとても大切である．当てずっぽうで答えさせない，情報を再生させる際は，手がかりを与えて反応を導く，など誤りをさせない学習法を用いる．

〈註2〉学習させる内容を絞ること
　特にアルツハイマー型認知症（AD）では初期から注意障害が起き，進行とともに悪化する．例えばAD患者に語想起をさせながら歩いてもらうと，歩行速度が極端に低下することが報告されている．注意の集中が困難なので，このように複数の課題，処理過程の関係することは困難である．学習させるときには課題を1つにし，注意システムに過剰な負担をかけないようにすることが大切である．

〈註3〉手がかりを利用する
　さまざまな手がかりを与えることによって，記憶の中から情報を検索する方向が定まり，情報を思い出すことに成功する確率が高くなる．意味記憶は大脳皮質の連合野に広く分散して存在すると考えられており，よく使っていたことばなどは認知症が進んでも残っていることが多い．

◆文 献

1) 太田篤志, 鎌倉矩子, 石附智奈美, 他：重度痴呆患者の日常生活を満たす作業. 作業療法 **20**：241-250, 2001.
2) 東京都老人医療センター編：痴呆性高齢者ケアマニュアル, メジカルビュー社, 1999.
3) Bayles KA : Understanding the neuropsychological syndrome of dementia. *Seminars in Speech and Language* **22(4)** : 251-260, 2001a.
4) Bayles KA (ed) : Alzheimer's Disease : Guidelines for Providing Optimal Care. *Seminars in Speech and Language* **22(4)**, 247-315, 2001b.
5) Cohen-Mansfield J : Nonpharmacological management of behavioral problems in persons with dementia : The TREA model. *Alzheimer's Care Quarterly* **1** : 22-34, 2000.
6) 波多野誼余夫, 稲垣佳世子：無気力の心理学―やりがいの条件. 中公新書599, 1981.
7) Judge KS, Camp DJ, Orsulic-Jeras S : Use of Montessori-based activities for clients with dementia in adult day care : Effects on engagement. *Am J Alzheimer's Disease* **15** : 42-46, 2000.
8) 馬場 孝：私のOT日誌「見当がつかないって！」. OTジャーナル **35**：937, 2001.
9) Hopper T : Indirect interventions to facilitate communication in Alzheimer's disease. *Seminars in Speech and Language* **22(4)** : 305-315, 2001.
10) Mahendra N : Direct interventions for improving the performance of individuals with Alzheimer's disease. *Seminars in Speech and Language* **22(4)** : 291-304, 2001.
11) Clare L, Wilson BA, Carter C, et al : Long-term maintenance of treatment gains following a cognitive rehabilitation interventions in early dementia of Alzheimer type : A single case study. *Neuropsychological Rehab* **11** : 477-494, 2001.
12) Brush J, Camp C : Using spaced retrieval as an intervention during speech-language therapy. *Clinical Gerontologist* **19** : 51-64, 1998.
13) Wilson BA : Case Studies in Neuropsychological Rehabilitation, Oxford University Press, Oxford, 1999.
14) 隅田勲恵, 西野幸恵, 二丹綾香：痴呆性老人との会話に関する一分析―時代別物品による検討. 第10回言語障害臨床学術研究会発表論文集, 2001年8月.
15) 楠加銘子, 伊藤朗子, 米満里美, 他：重度痴呆性高齢者に対する動物玩具の有用性. OTジャーナル **36**：253-257, 2002.
16) Hopper T, Bayles KA, Tomoeda CK : Using toys to stimulate communicative function in individuals with Alzheimer's disease. *J Medical Speech-Language Pathology* **6** : 73-80, 1998.
17) Bourgeois MS : *Conversing with memory impaired individuals using memory aids*. Northern Speech Services Inc, Gaylord, Michigan, 1992.
18) Bourgeois MS, Irvine B : *Strategies for Dementia : Communication Skills for Professional Caregivers*. 4-tape video series, ORCAS, Inc, Eugene, OR, 2000.
19) Lubinski R : Environmental considerations for elderly patients. In Lubinski R (ed), *Dementia and Communication*. DC Becker, Philadelphia, 1991, pp. 257-278.
20) 綿森淑子：痴呆患者とのコミュニケーション―最近の研究とコミュニケーション・ケアの提言. 臨床神経心理 **12**：1-13, 2001.
21) 綿森淑子, 小澤勲監修：ビデオ 痴呆老人のコミュニケーション・ケア 三輪書店, 2002.
22) Baddeley AD, Wilson BA : When implicit learning fails : Amnesia and the problem of error elimination. *Neuropsychologia* **32** : 53-68, 1994.

第 1 章

モンテッソーリ・アクティビィティ

Montessori-Based Activities for
Persons with Dementia
Volume 1

医療法人フェニックス あまのクリニック　言語聴覚士　**板倉　香** 訳

Cameron J. Camp 編
Myers Research Institute 著

はじめに

　このマニュアルは，アルツハイマー病とその関連疾患に苦しむ人々のためのものである．認知症患者には，認知機能への刺激の必要性に加えて日常生活の中で物理的・社会的な環境と，失敗なく，意味のある関わりをもつ機会が与えられる必要がある．

　きわめて重要なことは，認知症患者も，まず第一に，人間であるということである．人間は，認知症などによる記憶や認知の障害を抱えている人達でさえ，基本的な欲求を持っている．その欲求とは，自己の存在価値を感じたいという欲求，自分の考えや感情を表現したいという欲求，集団への帰属感覚をもちたいという欲求，達成感を得たいという欲求，秩序の感覚を求めたいという欲求などである．認知症による問題行動の多くは，これらの基本的欲求のうち，1つあるいはいくつかが満たされないことに原因を見出すことができる．このマニュアルは，認知症患者のこうした欲求を満足する適切な支援手段の一つとして，刺激的で興味深く意欲をかき立てるアクティビティを提供するものである．

現在のアクティビティプログラムの何が問題か

　認知症患者のためのアクティビティプログラムは，しばしば次の2点において批判される．
- □ 認知症患者に提供されるアクティビティは，時として，子供じみた作業であったり，あるいは，忙しいだけの作業であったりする．
- □ 十分な種類と量のアクティビティが提供されていない．

　長期にわたって介護を受けている施設入所者の家族は，認知症患者が周辺環境から遊離して多くの時間を過ごしていると，訴えることが多い．居眠りをしたり，ボーっとうつろに空間を見続けたり，決まった動作や発声を繰り返したり，といった時間である．患者の多くが認知症であるような長期介護施設では，より効果的なアクティビティプログラムが求められていることは確かである．

　認知症患者に対するアクティビティプログラムを作成する際，2つの大きな問題がある．
- □ アクティビティが提示された時，彼らが課題を完成させるのに失敗した場合はど

うするべきか．

  ☐ アクティビティが提示された時，彼らが課題をうまく完成できた場合はどうするべきか．

認知症患者が課題を行うことができるとわかると，彼らには同じアクティビティが連続して与えられることが多い．例えばナーシングホームでは，入所者がテーブルの前に座り，長時間にわたってタオルをたたみ続けていたりする．すべてのタオルをたたみ終わると，職員は再びそのタオルを広げ，はじめからもう一度同じ作業をするように入所者に言うのである．このような状況では，タオルたたみは無意味に忙しいだけの作業の典型なのである．しかし，認知症患者がこの作業を行えなかった場合，タオルたたみのかわりにどんなアクティビティが提供されるべきか．そして，認知症患者がタオルたたみを失敗なくきちんと行った場合，どのようにすれば，これをより意味のあるアクティビティにしていくことができるのだろうか．また，認知症患者にタオルをたたむ能力があることが明らかになった後に，彼らに適した他のアクティビティがあるのだろうか．このマニュアルの目的は，これらの問いに答え，これら2つの主要な問題を解決するための指針を与えることにある．

このマニュアルの主要な目的

このマニュアルでは，認知症に対するリハビリテーションのアプローチとしてモンテッソーリ理論に基づくアクティビティを用いる．アルツハイマー病や関連疾患による認知症に苦しむ人々には，日常生活に必要な技能を維持したり向上させたりできるアクティビティを提供することが，今求められている．ここに紹介したアクティビティは，自分でご飯を食べる，簡単な食事の用意をする，服を着る，レクリエーション活動に参加するなどの，基本的な作業を行う技能を高めるのである．

さらには，アクティビティが失敗なく遂行できると同時に，知的な刺激とある程度の課題としてのやりがいを提供することが重要である．記憶と論理的思考にかかわることは，とり組みがいのある目標である．最後に，モンテッソーリ法によるアクティビティは，開放型（open-ended）として考案されている．すなわち，最終ゴールはないのである．これらのアクティビティにおける教材，手順，基本原理を熟知することによって，読者は，自分の介護対象者に合った新たなアクティビティを創り出せるようになることが望まれているのである．そうしたアクティビティは，子供じみたものでもなく，忙しいだけの作業でもない．それどころかそれらは，課題を失敗なく完了できるよう誘導するとともに，意味のある刺激を提供する．やりがいがあり意味があると感じられるアク

ティビティをやり遂げた人たちは，認知症の重症度にかかわらず，「自分が行ったゲームで一番」になったわけであり，その経験に喜びを感じる．

基礎となる理論と哲学の必要性

認知症患者のための活動プログラムを作成する際の問題は，そのアクティビティ開発の方向を示す基礎理論がない時に生じる．このマニュアルとアクティビティは，マリア・モンテッソーリの著作に導かれている．モンテッソーリは，子どもの周囲に自立のための機会を整えようとした．そして子どもが自分自身と自分を取りまく物理的・社会的環境を尊重し，社会に貢献する人となる機会を作り出すことを望んだ．彼女の考えた理論と哲学は，私たち自身の目的と合致しているのである．

良質のモンテッソーリスクールの教育理念は，良質の長期介護施設や，成人デイケア施設の介護方針と，共通点が多い．加えて，モンテッソーリスクールの教室では，80年以上にわたって，認知的・身体的・社会的技能を伸ばすための，文字通り数百ものアクティビティが実際に検証されてきたのである．

モンテッソーリの原理

モンテッソーリ法によるアクティビティは順序立てて組み立てられており，利用にあたっての指標とプログラムの展望が提示される．さらに言えば，モンテッソーリ教育の一般原則そのものが，アクティビティ展開の方向性を支配するのである．一般原則のいくつかは，下記のようなものである．

- ☐ 美的感覚を満足する，実生活上の物品を教材として用いる．
- ☐ 単純なものから複雑なものへと進む．
- ☐ 具体的なものから抽象的なものへと進む．
- ☐ クライアントが，左から右へ，上から下へと作業を行うように，教材と手順を準備する．

  この動き方は，（西洋文化における）文字を読むときの目と頭の動きと同様のものである．

- ☐ 教材を，大きいものから小さいもの，多いものから少ないものという順序で配置する．
- ☐ 学習は連続した段階を進んでいくものとみなす．

  理想的には，学習は，観察に始まり，認識に進み，その後の再生や実行を通じ

て生じる．
- □ アクティビティをその構成要素に分解し，一度に一つずつの構成要素を練習する．
- □ 教材を操作するための身体的・認知的能力，そして課題をなし遂げるために何をするべきかを理解するための認知能力を，身につけているかどうかを確認する．

　失敗のリスクを最小にし，成功のチャンスを最大にすることが重要である．

- □ 作業を実演してみせるときには，ことばでの説明は最小限にとどめる．
- □ 作業を説明するときには，動作スピードをクライアントのスピードに合わせる．

　　いつも，ゆっくりと慎重に動作を行う．アクティビティを実演するときは特に気をつける．

- □ 教材と作業内容を，自己修正できるように作っておく．

　一例を示すと，次の通りである．クライアントが，写真（例えば「蝶」）に合う，カテゴリーを示すラベル（この例では「昆虫」）を探す場合，カテゴリーラベルの裏に，ある色の丸印（例えば赤の丸）を付け，蝶の写真の裏にも同じ色の丸印を付けるとよい．違う色の丸印（例えば緑）は，別のカテゴリーを書いたラベル（例えば「哺乳類」）と，それに対応する写真の裏に付けるようにする．こうすれば，クライアントは，昆虫と書かれたラベルの裏の赤い印を見て，蝶の写真の裏に，（蝶が昆虫であることを示す）赤い印があるかどうかを確かめることができる．同様に，クライアントは，犬の写真に対応するカテゴリーを正しく選んだことを確認する手段として，哺乳類のラベルの裏の緑の印を見ればよい．

- □ いつでも使いたいときに，利用できるものをクライアントに創ってもらうようにする．

　　紙を折りたたむ作業は，折り紙の講習でつくられるような紙の作品を創り出すことにつながる．野菜くり抜き器を使う作業は，おやつに食べるメロンボールをつくることにつなげられる．

- □ クライアントの必要に応じて環境を調整する．

　　例えば，車イスに座っているクライアントが教材に手が届くように高さを調節したオーバーテーブルで作業を行う．もし，教材に手が届きにくければ，クライアントは真の能力を発揮することができない．

- □ どの活動を行うかは，可能なかぎりクライアントに選択してもらう．

　モンテッソーリスクールの教室では，アクティビティに使う教材は，部屋の壁に沿って棚に並べておいてある．子どもたちは棚のところに行って，教材を選ぶのである．長期介護のクライアントの場合は，自由に動き回れないことがしばしば問題となるが，われわれは移動が可能な車輪付きの棚を考案した．高齢者の場合も，アクティビティの選択に参加させるのがよい．もし，クライアントがトレーやそれに付随する教材を取りに

行くことが困難であれば，クライアントは，スタッフに声をかけて教材を持って来てもらうこともできる．

☐ ラベルを使う際には，加齢と認知症に加えて，視力の問題を持っている人もいるので配慮する．

大きい活字（例えば48ポイントや100ポイントの活字）を使い，HelveticaやArialなど，よけいな飾りの少ない活字を用いる（日本語では明朝体やゴシック体）．また，単語や短い句を使うようにし，長い文章は避ける．

モンテッソーリ理論についてより深く学ぶための文献

モンテッソーリ法の発展に関するさらなる情報は，

☐ The Motessori Controversy by John Chattin-McNichols (1992, Delmer Publishers, Albany, NY).

モンテッソーリの原理を実践に移すアクティビティや，このマニュアルに記したアプローチに応用できるアクティビティを記述した，2冊の有益な本は，

☐ Doing Things: A Guide to Programming Activities for Persons with Alzheimer's Disease and Related Disorders by J. Zgola (1987, Johns Hopkins University Press, Baltimore, MD)

☐ Keeping Busy: A Handbook of Activities for Persons with Dementia by J. R. Dowling (1995, Johns Hopkins University Press, Baltimore, MD).

またモンテッソーリ理論についての議論を深めるには，文献としてVance, Camp, Kabakoff, and Greenwalt (1996) による論文を参照されたい．この論文は希望により，the Myers Research InstituteのCamp博士から入手が可能である．

◆日本語文献
1）相良敦子：モンテッソーリ教育の理論概説，学習研究社
2）市丸成人：新訂　モンテッソーリ　教育学入門，学習研究社

上記2点は一般書店では入手不可能です．問合せ・ご注文は下記まで．

学研幼児教育事業部
Tel 03-3726-8704

このマニュアルに紹介したアクティビティについて

われわれは，これらのアクティビティの施行対象者を記述するのに，複数形（例えば，参加者たち participants や彼ら they）を用いた．これは，マニュアルを通じて「彼は/彼女は he/she」や「彼に/彼女に him/her」などの語を用いるのを避けるための慣例である．実際にはほとんどの場合（個別に明示してある場合を除いて），アクティビティは，個人を対象として提示され，実行することが求められる．

マニュアルで紹介したアクティビティを実施する場合は，以下の点に留意しなければならない．これらの指標は，実際の活動において最大の効果を得るための，有益な情報源となる．

 注意! アクティビティに使う物品は食べられないことを説明してから作業を始めよ．最初にアクティビティを提示し，クライアントに見せている間，物品は手の届かないところに置いておく．それらをどのように操作するかを見た後に，クライアントがそれらの物品を不適切に扱う可能性は少なくなる．しかしながら，彼らがそれを口に入れないように常に注意を払わなければならない．

- ☐ 作業開始時には，認知症のクライアントは，物品，特に小さい物を口の中に入れようとするものだと考えること．
- ☐ すべての教材は，活動全体の考え方や重要点に焦点を絞って考案されていることを確認する．認知症のクライアントはしばしば細部に気を取られる．

教材に，無関係な文字，数字，単語が書かれていないものを用いる．例えば，クライアントがゴルフボールや写真を扱うときは，それに文字や数字が付いていないことを確認する．

- ☐ 一連の活動の最終結果を考慮する．

    多くのアクティビティの目的は，自立とセルフケアの技能と能力を高めることである．各アクティビティにおいては最終ゴールを明確に意識する．例えば，クライアントが穀物などの固体をスプーンですくって移動させることができれば，食事のときにスプーンを使って固形物を食べる試みができるのである．

- ☐ アクティビティに用いる教材は一組ずつトレーに載せて置く．セルフサービスのファーストフード店で使うようなプラスチックのトレーを使う．
- ☐ 応用課題を探求する．応用には次のような種類がある．

    ・水平方向への拡大プログラム
    　似たような手順や能力を使う，難易度が同程度の他のアクティビティ

- **垂直方向への拡大プログラム**

  基本の課題を，より易しく，もしくはより難しくしたアクティビティ．垂直方向への拡大は，以下の2つの方向のうちどちらか一方に限定される．

  　下方拡張：基本課題より難易度を下げた，関連課題
  　上方拡張：基本課題より難易度を上げた，関連課題，あるいはクライアントの生活により関連深い課題

☐ アクティビティは誘いかけることから始める．

　クライアントが，アクティビティをしないと決めている場合，あるいは行うことを単に見ていたいという場合は，作業を行うことを強制しない．彼らに選択する機会を与えることが重要である．普段は，クライアントが自分の生活を自分でコントロールできず，好きなものを選択する機会がまったく与えられていないことが多いからである．また，今日は見ているだけでも，クライアントは別の日にそのアクティビティを試みるかもしれない．他の誰かがアクティビティをしているのを見ることによって，クライアントは，その課題が達成可能だとわかり，どのようにそのアクティビティを行うかについてのヒントが与えられる．たとえ，そのアクティビティを意識的に覚えていなくても，あるいは，前に見たということを思い出さなくても，クライアントは，後には，勧誘に（肯定的に）応じるようになるかもしれない．彼らがすでに他の課題を行うことに成功している場合には，特にそうである．

　われわれは，クライアントをアクティビティに誘う際，「手助けをして欲しい」とたのむようにしている．われわれは，「みんながやってみたくなるような活動を探している」と言い（実際そうである），「われわれが試しているアクティビティについてクライアントの意見が聞きたい」と告げる（これも本当である）．われわれは，クライアントにそのアクティビティをやってみて，それが好きかどうか，そして他の人々がそれを好むと思うかを教えてほしいと伝える．アクティビティが完了した時点で，われわれはあたかも市場調査をしているかのように，実際にこうした質問を行う．こうして，アクティビティへの勧誘は，クライアントに有意義な役割を持たせることになり，われわれが彼らの任務と意見を尊重していることを知らせることになる．

☐ 終了時には，そのアクティビティをもう一度やるか，あるいは別の課題を試すかという誘いで終了する．

　認知症のある高齢者は変化を望み，ほとんどのクライアントは1つのアクティビティを2回くり返すことを望まない．それでも，各々の活動終了時にこの勧誘を行うことによって，クライアントに選択の機会を与えることになる．選択の自由は重要であり，できるだけ多く選択の機会が提供されるべきである．選択の機会を提供することは，クライアントの尊厳を高め，自尊心を高め，活動への参加を拒否する可能性を減らすのである．

☐ アクティビティに使われる教材は，記憶を喚起する場合が多いことを，心に留めておく．

アクティビティによって思い出したことについて，いろいろ話すようにクライアントを促す．これによって，彼らの興味が引きつけられ，より意味のあるアクティビティとなる．

始めるにあたって

以下は，モンテッソーリ法による活動プログラムの実行に際して出されることが多い質問と，その回答例である．

☐ どのアクティビティから始めればよいか．

いろいろな面からクライアントの機能・能力を評価することができる，アクティビティのセットを1つ選択するのが最善である．われわれは通常，各セクションの最初のアクティビティ（アクティビティ1）を用いて，感覚（視力，聴力など），運動（巧緻動作，粗大運動，関節可動域），認知（読字，言語表出，指示理解，組合せ，配列の能力），社会性（場に適した発話，社会的スキル，情緒的反応）の能力を評価している．

☐ このマニュアルのアクティビティは，順番に行うべきか．

アクティビティは一般に，単純なものから複雑なもの，易しいものから難しいものという順序で並べられている．しかし，どの順序でどのアクティビティを行うべきかは，個々のクライアントに合わせて決定されるべきである．例えば，感覚や言語に障害のあるクライアントでは，それらの障害のない者とは異なる順序（例えば，より多くの「水平方向への拡大」を行う）の方が効果的である．加えて，モンテッソーリ理論に基づくすべての活動がそうであるように，このマニュアルのアクティビティは開放型（open-ended）である．したがって，例えば芸術に興味を示した人は，芸術家の名前とその作品を組み合わせたり，絵画の様式・時代について学ぶなどのように，活動を広げていく．これらのアクティビティが目指すのは，何よりもまず第一に，何が対象となる患者の気持ちを引きつけるかを見つける手助けになることであり，そして次に，病気の進行のどの段階にあっても，彼らの興味をつなぎとめることのできる新たな活動を開発するための指針を提供することである．

☐ モンテッソーリ理論に基づくアクティビティはどれくらいの頻度で実施するべきか．

これには，いくつかの考え方がある．われわれの研究プロジェクトでは，長期介護を受けている入所者と成人のデイケア患者とに，1回30分～1時間のセッションを，1日に1回か2回実施してきた．通常，最低でも週2回クライアントとアクティビティを行っている．認知症患者に，このような活動を行う機会を可能

なかぎり多く与えていくことが，われわれの信念である．しかし，活動のプログラムは，活動に関わることのできる職員の数，現在のスケジュール，クライアントの活動性などによって制限される．モンテッソーリ法によるアクティビティは，通常の活動プログラムのスケジュールに組み込むかたちで開始されるのが最もよい方法である．そして，よい結果が得られれば，クライアントに役立つモンテッソーリ法による活動の量を増やしていくことが容易になる．

☐ 1回のセッションでいくつのアクティビティが提示されるべきか．

　認知症患者は変化を好む．1セッションに提示されるアクティビティの数は，通常，各アクティビティにどのくらい時間がかかるのかと，クライアントと過ごす時間がどのくらいあるのかによって決まる．1回のセッションで提示されるアクティビティの数には，制限は設けられていない．

☐ 課題を行うのに何らかの障害があったり，課題そのものが難しかったりする場合，アクティビティはどの程度続けるべきか．

　アクティビティを続けるかどうかを測る最良の尺度は，クライアントの行動と感情表出である．もしクライアントが苛立つのであれば，おそらくはアクティビティが難しすぎるのであり，前に述べた垂直方向への拡大プログラムのうち，下方拡張を用いて修正するべきである．クライアントが退屈な表情を見せたり無関心であれば，別のアクティビティに挑戦する時機である．それでも，彼らの興味を引き起こすことができなければ，その日の活動は終了する．

　アクティビティの始まりには，ときどきクライアントが，不安や混乱を示したりすることがある．アクティビティが始まっても，これらが改善しなければ，あるいは，不安や混乱が増すのであれば，アクティビティをやめて，別の機会に改めて試してみる．

> **重要**　「うまく行う」というのは，相対的な表現である．クライアントが課題を「正しく」行わないことは，うまく行っていないことではない．すべてのアクティビティの主たる目的は，クライアントの関心を引きつけ刺激を与えることであり，基準に従って「正しく」行うことではない．これを忘れてはならない．例えばクライアントが，犬を植物だと思ってしまった場合に，初めの誤った判断を自己修正することができるかどうか確かめるために，「犬には根っこがあって，地面の中に伸びていきますか」などのヒントを用いて，クライアントを誘導することはかまわない．しかし，このような質問が不安や興奮につながるなら，やめること．「間違っている」とクライアントに言ってはならない．

☐ もし，これらのアクティビティ計画についての質問，提案，意見がある場合は，以下にご連絡下さい．

　　　　Cameron J. Camp, Ph.D.
　　　　Myers Research Institute
　　　　27100 Cedar Road, Beachwood, OH 44122
　　　　(216) 831-5452 x133

1 感覚による弁別

　感覚弁別のアクティビティは，一般に重度認知症のクライアントに用いられるものである．ここに示したアクティビティはきわめて基本的なものであり，軽度または中等度認知症患者には，簡単すぎると感じられるかもしれない．アクティビティは常に，クライアントがうまくやり終えることができ，しかもやりがいのあるレベルに保たなければならない．もし，アクティビティが易しすぎる，あるいは難しすぎると感じられる場合は，垂直方向への拡大プログラムによって修正する必要がある．

【注】われわれは，これらのアクティビティの施行対象者を記述するのに，複数形（例えば，参加者たち participants や彼ら they）を用いた．これは，マニュアルを通じて「彼は he/彼女は she」や「彼に him/彼女に her」などの語を用いるのを避けるための慣例である．実際にはほとんどの場合（個々に明示してある場合を除いて），アクティビティは，個人を対象として提示され，実行されることが求められる．

アクティビティ1　大きな音と小さな音

目　的
- [ ] 聴覚弁別力を改善させる．

教　材
- [ ] トレー1つ
- [ ] 振ると小さな音が出る素材を入れた小容器1つ

　　フィルム容器，プラスティックのスパイス瓶，チューブなどに，小さい音の音源として砂を詰めたものが適当である．

- [ ] 小さな音の容器と外見が同じで，振ると大きな音が出る素材を入れた小容器1つ

　　この容器には，大きな音が出るように乾燥した豆などを入れておく．

　　振って音を聞かないかぎり互いを区別できないように，容器はまったく同じ外観でなければならない．

準　備

1．トレーに音の出る容器を2つ並べる．
2．クライアントの前にトレーを置く．

教　示

1．小さな音の出る容器を取り上げ，クライアントの左右の耳のそばで振りながら，「小さい音」と言う．
2．次に大きな音の容器をとり，クライアントの左右の耳のそばで振り，「大きい音」と言う．
3．クライアントに小さな音の容器を手渡し，ジェスチャーで容器を振るように指示する．
4．クライアントが容器を振っているときに，「小さい音」と言って聞かせる．
5．小さな音の容器を返してもらい，大きな音の容器を渡して，クライアントに振らせる．
6．クライアントが容器を振っているときに，今度は，「音は小さいですか，大きいですか？」とたずねる．
7．クライアントが答えたら，大きい音の容器を返してもらい，小さい音の容器をもう一度渡して，それを振ってもらう．
8．クライアントが振っているときに，「音は小さいですか，大きいですか？」とたずねる．

　このアクティビティの目的は，音の大きさの違いを弁別できるかどうかを測ることにある．この課題には，聴覚と判断能力の両方が関わっている．クライアントが音を弁別できれば，この基本能力に基づいてさまざまなアクティビティを組み立てていくことができる．もし弁別ができなければ，それが聴覚の問題か，判断能力の問題か，あるいは双方ともに問題があるのかを確認しておくと有用である．

応用課題

　小さい音の出る容器と大きい音の出る容器を2つずつ作る．クライアントに小さい音の容器と大きい音の容器を1つずつ渡して振ってもらい，それぞれ音を確認してもらう．次に，3つ目の容器（大きい音と小さい音のどちらでもよい）を渡して振らせ，最初の2つのうちどちらと同じ音かを聞き分けてもらう．クライアントがこの課題をこなすことができたら，より微妙な音の違いを聞き分けるために，最も音の大きいものから小さいものまで5段階の容器をつくる．

グループ・アクティビティ

紙を破ったり，くしゃくしゃと丸めたり，鉛筆で机をトントン叩いたりして出すいくつかの音を，アクティビティに参加したメンバーの前で鳴らして見せる．それから，参加メンバー全員に目を閉じさせて，はじめに聞かせた音の1つを鳴らす．そして参加メンバーの一人に，その音が何の音かを答えてもらう．最初の人が答えられなかった場合は，誰でも他の人が答えてよいが，音が変わって最初に答える人は，順番に交代する．

水平方向への拡大プログラム

小さい音（風・小川の流れ）と大きい音（雷・交通騒音）を録音したテープを聴かせて，音が大きいあるいは小さいと口頭で答えてもらう．または，「大きい」と「小さい」と書かれたカードの適切な方を指さしてもらう．アクティビティを行う時に，テープレコーダーの操作法をクライアントに示し，自分でできるようにすれば，より理想的である．

垂直方向への拡大プログラム

下方拡張

音を同定できないクライアントには，音を聞かせ，「小さい音」，「大きい音」と言うだけにする．感覚刺激を受けることはそれだけでも重要であり，何回も刺激を系統的に与えることはさらに効果的である．

上方拡張

マッチングを行う．いろいろな動物の声，楽器の音，環境音を録音して1つずつ聞かせ，その音源の写真や，文字カードを選んでもらう．

問題と解決法

問　クライアントは話すことができない．

解　「小さい音」と書かれたカードと「大きい音」と書かれたカードを準備し，クライアントに自分の判断に合う方を指してもらう．

問　クライアントには音が聞こえない．

解　読めるならば，「ささやき声」や「雷」などの言葉を書いたカードを作り，「小さい音」「大きい音」とカテゴリーを書いたカードとのマッチングを行う．

問　クライアントは音を出す容器を持つことができない．

解　代わりに容器を振ってあげるか，容器を振ることができる他のクライアントとペアにする．

アクティビティ2　色の弁別

目的
- [ ] 異なる色の弁別能力と色の明度の弁別能力を開発する．

教材
- [ ] トレー1つ
- [ ] この課題には「色板」を用いるとよい．色板はカード用の厚紙，またはポスターを貼る板などを長方形（5×2.5 cm 程度の大きさでよい．これより大きくても小さくてもかまわない）に切り，その上に色紙を貼る．色板はラミネート加工して保護しておく．

【注】さまざまな色のミシン糸を，色板の代わりに用いることができる．塗料店には，色見本があるので，これを用いることもできる．裁縫店にある布きれも代用品になる．

- [ ] 原色の色板をしまうための，ふたつきの箱か缶（色板を輪ゴムで止めておく）

　この箱には，赤・青・黄の色板を，2枚ずつ3組入れておく．

　箱を増やして，黒・白・灰色のほか，さまざまな色を収納しておくとよい．

準備
1. 色板を入れた箱をトレーにのせて，クライアントの前に置く．
2. ふたを取り箱の下に置く．
3. 箱をトレーの右上の隅に置く．
4. 色板を各色1つずつ取り出し，トレーに1列に並べる．

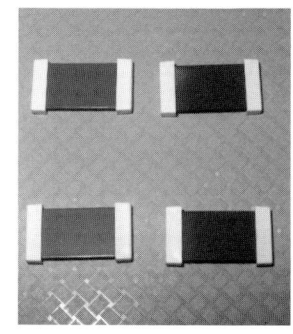

教示
1. 1列に並んだ最初の（最も左の）色板と同じ色の板を箱から出して，はじめ（左端）の色板の手前に置く．
2. 列の二番目の色と同じ色板を出し，それを二番目の色板の手前に置くようにクライアントを促す．
3. もし，クライアントが色板を持てなかったり，あるいは持とうとしない場合，色板をどこに置けばよいかを聞いて，代わりに色板を動かす．
4. 三番目の色についても，同じ作業を繰り返す．
5. 上の列の一番目の色板を取り，その色の名前（例えば「赤」）を言ってから，箱

に戻す．そして，クライアントに，同じ色の板を渡すように促す．例えば，「もう1つの赤の板を取ってください」などと言う．

あなたの言葉がクライアントに理解されない場合，手を広げて，ジェスチャーを使って，同じ色のものを渡してほしいことを示す．

　6．この手順を二番目・三番目の色についても繰り返し，すべての色板を片づける．

　7．他の色の板が入った箱を使って，同じステップを繰り返す．

応用課題

色の種類を増やすために，塗料店のサンプルや，布地店の見本の布きれを使う．

水平方向への拡大プログラム

例えば，最も濃い青から最も淡い青までなどのように，明度を変えた色板で，同様に色を合わせてもらう．

垂直方向への拡大プログラム

下方拡張

クライアントが色板を手で取り上げたり，置いたりできない場合は，色の名前を言ってもらう．言葉を使わないで，あなたが見せる2つの色板が同じか違うかを示してもらってもよい．

上方拡張

上方への拡張の一つとしては，新しい色を作るにはどの色を混ぜるかを考えることがある．これは，色粘土の混合のアクティビティや，色のついた水を混ぜ合わせる課題と一緒に行えば，どの原色を混ぜるとどんな色ができるかを実際に確かめることができる．

靴とハンドバッグ，シャツとネクタイの色をコーディネートするのも，上方への拡張とすることができる．

問題と解決法

問　クライアントが色の明度を弁別できない

解　最も淡い・普通・最も濃い，などのように，3段階だけを用いる．

アクティビティ3　重さの弁別

目　的
- [ ] 異なる重さを弁別する訓練を提供する．

教　材
- [ ] トレー1つ
- [ ] ティッシュペーパーなどの，とても軽い素材を入れた小さな容器1つ

   クライアントが中を見ることができない，フィルム容器やその他のプラスティックか木製の蓋付きの小さい容器が適している．

- [ ] 軽い素材を入れた容器と全く同じ小さな容器．ただし，砂などの重い素材を入れておく

準　備
1. 両方の素材が入った容器をトレーに並べる．
2. クライアントの前にトレーを置く．

教　示
1. 軽い容器を手に取り，手のひらに載せて，「軽い」と言う．
2. 次に，重い容器を取り上げて，「重い」と言う．
3. 今度はクライアントに軽い容器を手渡し，「軽い」と言って聞かせる．
4. その容器を返してもらい，次に重い容器を渡し，「重い」と言って聞かせる．
5. 重い容器を返してもらってから，今度は2つのうちどちらか1つを選んで，クライアントに渡す．
6. クライアントに「軽いですか，重いですか」と問いかける．
7. クライアントが答えたら，その容器を返してもらい，もう1つの容器を渡し，再び「軽いですか，重いですか」と問いかける．

応用課題
　軽い容器を2つと重い容器を2つつくる．クライアントの片方の手に軽い容器を，もう片方の手に重い容器を持たせ，それぞれを区別してもらう．次に，第3の容器（重いものか軽いものどちらでもよい）を渡す．手にそれを握らせ，最初の2つのうちどちらと同じ重さかを選んでもらう．

水平方向への拡大プログラム

身のまわりにある，花や椅子などさまざまなものが，軽いか重いかをクライアントに判断させる．

垂直方向への拡大プログラム

下方拡張

重さを伝えられないクライアントには，容器を持たせて「軽い」「重い」と言って聞かせるだけにする．感覚刺激を受けることはそれだけでも重要であり，何回も刺激を系統的に与えることはさらに効果的である．

上方拡張

高い能力を持つクライアントのための応用例は，最も軽いものから最も重いものまで，いくつかの段階の（たとえば4つか5つ）容器をつくり，重さの順に配列してもらうことである．次に，最初のと同じ4つか5つの容器セットをもう1セットつくり，クライアントにそれぞれの容器と同じ重さの容器を選んでもらう．

問題と解決法

問　クライアントは話せない．

解　「軽い」と「重い」というカードを作り，カードを指して判断を示してもらう．

アクティビティ4　温度の弁別

目 的

- □ 温度の弁別力を高める．
- □ さまざまな物質と温度についての意識を高める．

教 材

- □ 中が4つに仕切られた箱
- □ 木の板2枚
- □ 鉄の板2枚
- □ フェルト2枚
- □ 大理石の板2枚

板は5×10 cmがよい．上記の物質が入手できない場合，ガラス，コルク，皮，タイ

ルなどで代用できる．

　この場合注目すべき点は，鉄のように体から熱を奪う物質は冷たく感じるということである．

準　備

1．それぞれの板（または布）の1枚を，クライアントの前に置いたトレーの，利き手側に並べる．
2．残ったもう片方の板（布）を取り，テーブルのもう一方の側に順不同に並べる．

教　示

1．フェルトなどの，温かい板（布）の上に手を当てて感触を確かめる．そして，「温かい」と言う．
2．次は鉄などの冷たい板に手を当てて，「冷たい」と言う．
3．はじめにさわった温かい板（布）と同じもう1枚の温かい板（布）をクライアントの前のトレーに置き，手でさわるように誘いかける．
4．クライアントが板（布）にさわったら，「温かいですか」とたずねる．
5．冷たい板についても同じように行う．

【注】認知症が重度のクライアントは，冷たい感触にはじめは驚いたり，怖がったりするかもしれない．最初の反応を注意深く観察し，板を使う前には必ず，さわった時に極端に冷たく感じすぎないようにしておく．

6．他の板（布）についても，この手順を繰り返す．
7．全部の板について完了したら，「温かい板をください」とか「冷たい板をください」などと言い，板（布）を片づけるのを手伝うように誘いかける．

応用課題

　幅広くさまざまな素材を用いて板（布）を作る．また，クライアントに目を閉じてもらい，2枚の板（布）にさわるだけで温度が「同じ」か「違う」かを区別させる．

水平方向への拡大プログラム

　クライアントに毛糸の手袋をはめてもらい，手が温かいか冷たいかをたずねる．
　次に，手袋をはずしてもらい，手が温かいか冷たいかをたずねる．

垂直方向への拡大プログラム

下方拡張

どれが冷たくどれが温かいかを口頭で言いながら，クライアントに提示した板（布）

をさわらせ，温度の違いを経験してもらう．

上方拡張

さまざまな物質の写真（太陽，雪など）を見せ，クライアントにそれが熱いか寒いかを弁別してもらう．

問題と解決法

問 応用課題の時にクライアントが目を閉じてくれない．

解 このアクティビティを行ってはならない．認知症が重度の人々は，目を閉じたままものに触れた場合，特に冷たいものに触れると，怖がる場合がある．

アクティビティ5　においのする瓶

目 的

- [ ] さまざまな香り，特にクライアントの身近な香りを同定・弁別する練習を行う．
- [ ] においに関わる長期記憶を刺激し，その記憶についての会話を引き出す．

教 材

- [ ] トレー1つ
- [ ] 同じ大きさ・形の広口瓶5，6個
- [ ] 身近にあるもので特有の臭いがする物質を綿で包み（あるいは瓶が不透明なら，綿で上を覆う），香りを同定するときに視覚的な手がかりに頼らず，嗅覚だけを用いるようにする．
- [ ] 最初の5，6種類のにおいは，石鹸，蠟(ろう)，花，酢，コーヒー，シナモン，にんにく，エッセンス，松など，身の回りにある香りがよい．

準 備

1. クライアントの前のトレーに瓶を並べて置く．
2. 最初の瓶のふたを開ける．

教 示

1. 最初の瓶のにおいをかいでみせる．
2. 次ににおいをかぐように，言葉やジェスチャーを使って，クライアントに誘いかける．

3．「このにおいは好きですか」とクライアントにたずねる．

4．今度は「何のにおいがしますか」とたずねる．

5．クライアントが答えられなかったら，においのするものの名前をあげて，「これは，〜のにおいですか」とたずねる．

6．最初の瓶にふたをする．

7．二番目の瓶を開ける．

8．残りの瓶についても同じような手順を続ける．

応用課題

たくさんの種類の香りを提示する．すべてが「よい」香りである必要はない．作業に慣れたら，香水や，調味料など，特定のカテゴリーの香りをいくつか集めて提供すると，より高度な課題となる．

水平方向への拡大プログラム

クライアントにいろいろな葉や花のにおいをかいでもらい，香りのある物とない物とを見つけてもらう．

垂直方向への拡大プログラム

下方拡張

香りの名前が言えないクライアントには，何の香りかを伝えながら，容器のにおいをかいでもらう．感覚刺激を受けることはそれだけでも重要であり，刺激を何回も系統的に与えることはさらに効果的である．香りの名前を書いたカードと，瓶の中の香りとのマッチングもできる．

上方拡張

初めの5，6種類の香りと同じセットを，もう1組つくり，クライアントに同じ香りのする容器を組み合わせてもらう．

問題と解決法

問　クライアントは話せない．

解　においの種類を文字カードにし，どのにおいであるかカードを指してもらう．

2 すくう練習

　すくう練習は，粗大運動と巧緻動作，関節可動域，それに目と手の協調を必要とし，その改善を促すものである．さらに，1対1のマッチングも加わることが多い．

●第1群：手ですくうアクティビティ●

アクティビティ1　宝探し

目　的

- [ ] 作業課題の持続力を高め，維持する．
- [ ] 物品の恒常性に着目させる．
- [ ] セルフ・ケアに必要な能力を高める．
- [ ] 触刺激を与える．

教　材

- [ ] 等間隔に7つの星印を付けたトレー1つ
- [ ] 何の印も付いていないトレー1つ
- [ ] 乾燥したいんげん豆，粒トウモロコシ，米，その他の穀物などでいっぱいにした20×15 cmの容器

　　誤って飲み込む可能性を考えると，容器に入れる素材はプラスティック製や金属製より，食糧の方が望ましい．

- [ ] 7枚の大きなコイン．さまざまな色のアルミニウムのコインなど，または「宝」として埋められる，同じように大きく平らで丸いもの

　　貝殻や指輪などクライアントの興味を引くもので代用できる．

準　備

1. 容器に入れた豆や穀物の中に表面からはみ出さないよう6枚のコインを埋め，きちんと隠れていることを確認する．

2．クライアントが最初のコインを見つけやすいように，残った1枚のコインの一部分が見えるように埋めておく．

3．コインを埋めた容器を何の印もないトレーの上にのせ，クライアントの前方の手が届かないところに置く．

4．星印のついたトレーをクライアントの前に利き手側に寄せて置く．

教 示

> ⚠ 注意！ アクティビティに使う物品は食べられないことを説明すること．最初にアクティビティを提示し，クライアントに見せている間，物品は手の届かないところに置いておく．どのように物品を扱うかを見た後では，クライアントが物品を不適切に扱う可能性は少なくなる．しかしながら，クライアントがそれを口に入れないように常に注意を払わなければならない．

1．豆は「洗っていないし，調理されていないので，食べられない」ということを，クライアントに伝える．

　特に最初にアクティビティを提示する時，クライアントは衝動的に豆をつまんで食べようとするものだということを，忘れてはならない．クライアントになぜ豆が食べられないのかを伝えるのは，とても重要である．最初にアクティビティを実演してみせ，クライアントに実際に作業してもらう準備が整うまで，教材は手の届かないところに置いておく．

2．手で豆をゆっくりとかき分ける動作を実演する．

3．埋めておいたコインが見つかったら，トレー上の7つの星印の1つの上に置く．手順を確実に理解してもらうために，同じ作業を2〜3回繰り返す．

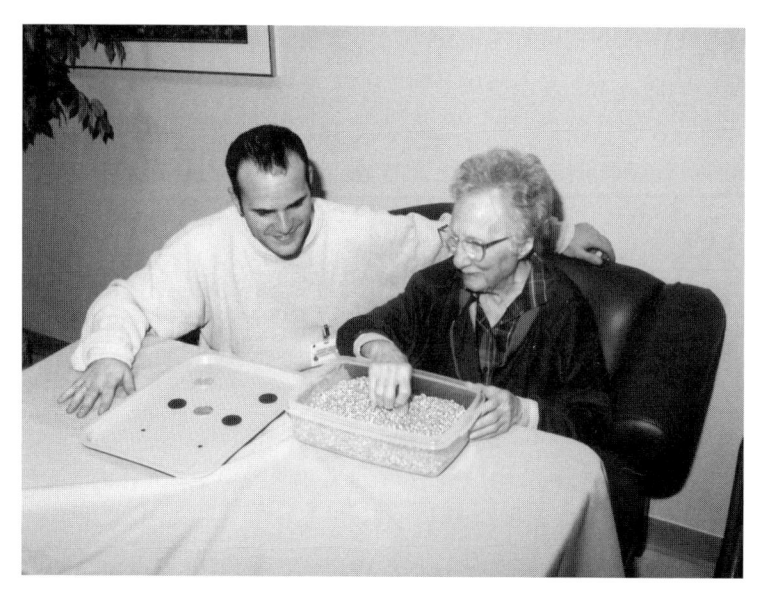

4．次に，同じ作業をするようクライアントに誘いかける．

　クライアントが最初にコインを見つけた時，トレーの星を指さして，どこにコインを置くかを示す．

　また，クライアントに最初にどこを探せばよいかを，教えなければならないかもしれない．特に，同じ位置ばかりを見たり，すぐにあきらめてしまったりする場合である．

5．クライアントが「宝」を探すのを止めたら，すべての星印の上にコインがのっているかを，たずねる．

6．コインがすべて見つかり，全部の星印の上に置かれたら，今度は逆の手順で作業を行う．すなわち，一度に1枚ずつ容器の豆の中にコインを埋めていく．

7．すべてのコインを埋めるよう，クライアントに誘いかける．

8．作業を終えた後に，もう一度始めからアクティビティをやってみるかどうか，クライアントを誘う．

9．作業が終わったことをクライアントに知らせて，容器をトレーの上に戻すように指示する．

応用課題

　クライアントが作業を最後まで行うことができるようになり，アクティビティに慣れたら，応用範囲は拡大する．例えば次のような，数に関する簡単な質問ができる．

- □ 「コインを何枚見つけましたか」
- □ 「全部探し終わるには，あと何枚コインを見つけなければなりませんか」
- □ コインを容器に埋め戻す途中で，「まだ戻していないコインは何枚残っていますか」とたずねてもよい．

　数に関する質問の次には，コインの色についての似たような質問もできる．

- □ 「赤い（青い，緑の）コインは，何枚ありますか」
- □ 「全部でいくつの色がありますか」
- □ いくつかの色のコインを除いてから，「他にどんな色のコインがここに残っていますか」と問えば，より難易度が高い．

水平方向への拡大プログラム

　さまざまなものを「宝」にして，この課題に変化をつける．たとえば，宝石，家族と友人の特別な写真をラミネート加工したもの，25セント硬貨，貝殻などを「宝」にすることができる．布製の袋や箱の中にそれらを隠すのもよい．物品を積極的に手で扱うよう促すことが課題の目的であるのを忘れてはならない．

垂直方向への拡大プログラム

下方拡張

課題を単純にするために，コインを豆の上に置いたり，一部だけを隠す．注意の持続時間が短いクライアントが，作業を失敗しないで終了するためには，コインと星印の数を少なくする．

上方拡張

複雑な作業にするために，「アクティビティ5　米のふるい分け」で示されるように，道具を使って埋めたものを見つける．また，クライアントが磁石を持つことができるなら，磁石でかき回して，隠された金属製の物品を拾い上げることもできる．

問題と解決法

問　クライアントは，コインが完全に隠されていると，見つけることができない．

解　コインの一部だけを豆の中に隠し，残りの部分が見えるようにする．

問　クライアントが，作業を最後まで続けることができそうもない．

解　トレーの星印を指し示し，コインをどこに置くのかを思い出させる．

解　作業をクライアントに提示する前に，星印の上にコインをいくつか置く．これには2つの意味がある．第1には，クライアントにコインをどこに置けばよいかを知らせる．第2には，7枚のコインをすべて見つける前に作業の手順を忘れてしまう可能性のあるクライアントのために，探すべきコインの数を減らすことになる．

解　星印の代わりに，隠した物品と同じ大きさの円を描く．見つけた物品とトレー上に置く位置との関連が分かりやすくなる．

解　課題をいくつかの段階に分解する．最初は豆の入った容器を使わずに，コインを受け取ったら星印の上に置くという作業を行う．クライアントがこの作業を遂行できるようになったら，コインを隠す．

問　コインやその他のものが小さすぎて，拾い上げるのがむずかしいか，あるいは見えにくい．

解　もっと大きい，またはもっと表面がざらざらしたものを「宝」に使う．そして，隠すものと容器内の豆や穀類が，視覚的に区別できるようにする．

●第2群：道具を使ってすくうアクティビティ●

アクティビティ1　ゴルフボールすくい

目 的

- □ 巧緻動作と粗大運動の両方のスキルを向上させる．
- □ 手と目の協調を向上させる．
- □ 作業の持続力をつける．
- □ 食事の自力摂取などの，日常生活に必要な技能を強化する．

教 材

- □ トレー1つ
- □ 3色に塗ったゴルフボール12個（例えば，白4個，黄色4個，オレンジ色4個）を入れた小さいかご
- □ アイスクリームサーバーを大小1つずつ
- □ くぼみが12個ある，小さなマフィン型．それぞれのくぼみの真ん中に，白，黄色，オレンジ色で大きい点を描いて色分けし，それぞれの色が4個ずつになるようにする．

準 備

1. かご，アイスクリーム・サーバー，マフィン型をトレーに置く．

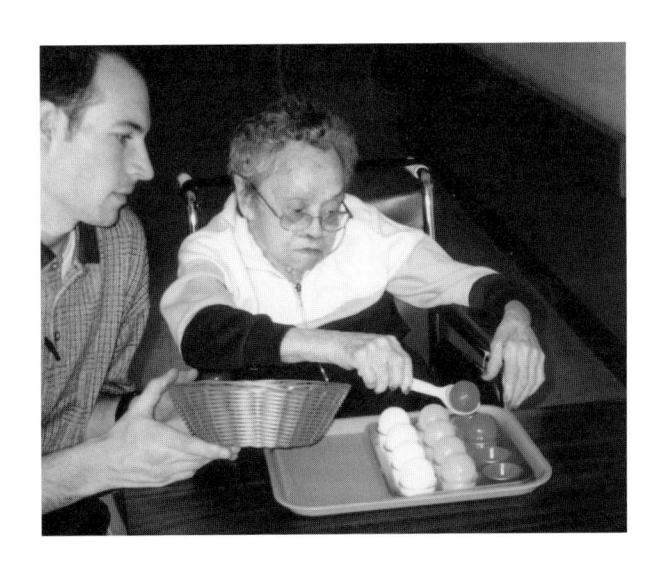

2．ゴルフボールの入ったかごをクライアントの前に置き，マフィン型を彼らの利き手側に置く．

3．クライアントの座っている位置から，マフィン型のくぼみの底に塗られた色が確実に見えるようにする．

4．色の名前を尋ねて，クライアントが点の色の名前が言えるか確認する．

教　示

1．大きなアイスクリーム・サーバーでゴルフボールを1つすくいあげてみせる．そしてそれをマフィン型のくぼみのうち，ボールと同じ色の点を付けたくぼみに入れる．

　　すくい上げる動作はゴルフボールの上でサーバーを構え，時計回りに手首を回して，ボールをサーバーに入れる．この動作を数回繰り返していずれか1色のゴルフボール4個すべてを移し，クライアントが理解しているかどうかを確認する．

2．今度はクライアントに，同様の作業で別の色のゴルフボール4個すべてをマフィン型に移すように促す．

　　クライアントがこの作業を完了できない場合は，すくう動作を繰り返し実演して，動作をマスターしてもらう．

3．残ったもう1色のボールをすくうように，クライアントに誘いかける．

4．次は一度に1色ずつ，ゴルフボールをかごに戻すように，クライアントに誘いかける．

　　できるようであれば非利き手を使ってゴルフボールを戻すように，クライアントを誘ってみる．この課題をする前に，まず利き手を使って，ある程度練習をした方がよいかもしれない．

5．もう一度今の課題をやってみるかどうかを，クライアントにたずねる．

6．作業を終了するのであれば，アイスクリーム・サーバーをかごに戻すように言う．

応用課題

　小さいアイスクリーム・サーバーでこの課題を繰り返す．このアクティビティでは，機械的操作が重要である．すくい上げる動作を実演するときには，動作をゆっくり行うこと．

水平方向への拡大プログラム

　いろいろな色のピンポン玉や，その他アイスクリーム・サーバーとマフィン型の大きさに合う他の物品を，クライアントにすくってもらう．色の異なる小さなじゃがいもなど，さまざまな丸い果物や野菜を用いることができる．また，いろいろな色の貝殻形のパスタも使用できる．

垂直方向への拡大プログラム

下方拡張

全部同じ色の12個のゴルフボール，または軽いピンポン玉を用いる．マフィン型の12個のくぼみの底にも，同じ色の点を付ける．これにより，課題の構成要素のうち，判断力と色のマッチングが除外される．視覚に問題がある場合には，マフィン型のくぼみに色の点を付けるだけではなく，くぼみ全体に色を塗って見えやすくする必要がある．

上方拡張

果物くり抜き器で色つきのビー玉をすくってみる．あるいは，スプーンで皿の上のミートボールをすくってみる．

問題と解決法

問 一次元的な作業（一度に1色または1列だけ）しかきちんと完了できないクライアントがいる．

解 1列分を残して，ゴルフボールをすべてマフィン型に入れておく．クライアントには残った色のゴルフボールをかごからすくって型に移してもらう．

　　クライアントが確実に作業できるためには，かごに一度に1個ずつゴルフボールを入れた方がよい場合もある．クライアントが一度に複数のゴルフボールを扱えるようになり，1列をきちんと並べられるようになったら，異なる2色を使って再び挑戦する．うまくいったら，三番目の色も加えて作業を繰り返す．

問 クライアントが作業をするとき，ゴルフボールがサーバーからこぼれてしまう．

解 あなたがやって見せる実演のスピードを非常に遅くして，ゆっくりと慎重に動作をする．クライアントは，あなたが行うスピードを真似ようとするからである．

問 クライアントはサーバーを用いることが困難で，ゴルフボールを手で移してしまう．

解 課題を行う最も望ましい方法は，実演された通りにすることである．しかし，それが困難である場合は，クライアントに片方の手でゴルフボールを拾ってサーバーに入れさせ，アクティビティを続けてもらう．サーバーにボールを入れた後は，そのままサーバーを使って適切な色の点がついたくぼみにボールを入れなければならない．

> **重要** この課題の最終目的は，クライアントに道具を使ってもらうことにある．しかし，クライアントがアイスクリーム・サーバーを使おうとしない，もしくは使うことができないなら，手を使ってもらう．失敗につながる方法を無理強いするよりは，作業そのものを失敗なく完了することの方が大切なのである．道具の使用を促進するためには，作業療法で使うような柄の曲がったスプーンを手に入れることも必要かもしれない．

アクティビティ2　ビー玉すくい

目　的
- [ ] 巧緻動作の能力を改善し，確実にする．
- [ ] 手と目の協調動作を改善する．
- [ ] 道具を使う訓練をする．

教　材
- [ ] トレー1つ
- [ ] 3色のビー玉12個（各色4個）が入った小さなかご
- [ ] 果物くり抜き器1つ
- [ ] くぼみをビー玉と同じ色の点で色分けしたマフィン型1つ

準　備
1. かご，果物くり抜き器，マフィン型をトレーにのせる．
2. クライアントの利き手側に教材ののったトレーを置く．
3. クライアントが座っている位置から，型のくぼみの底に塗られた色が見えるようにする．
4. クライアントが塗ってある色の名前が言えるか確認する．

教　示
1. 果物くり抜き器を取り，それでビー玉を1つすくい上げてみせる．
2. すくったビー玉と同じ色が塗られたくぼみにそのビー玉を入れる．
3. クライアントに，くぼみ全部に塗られた色と同じ色のビー玉が入るまで，同じようにやってみるよう誘いかける．
4. クライアントが入れ終わったら，すべてのビー玉が同じ色のくぼみに入っているかたずねる．
5. どれか1色，またはすべての色のビー玉の数を数えるようにクライアントに言う．
6. 次は，逆の手順のアクティビティを実演する．果物くり抜き器を使ってマフィン型からビー玉を取り出し，かごにそれを戻す．
7. 逆の手順を使ってすべてのビー玉をかごに戻すように，クライアントを誘う．
8. 作業が終わったら果物くり抜き器をかごに戻すようにクライアントに言う．

応用課題

柄の片方の端に小さいサイズ，反対の端に大きいサイズの果物くり抜き器が付いたものを用いる．最初，大きい方でビー玉をすくい，次には小さい方ですくう訓練を繰り返す．

水平方向への拡大プログラム

すくう対象物を変えて，課題に変化を付ける．色のついた小球，さまざまな種類のナッツ，いろいろな色のパスタなどが使える．

垂直方向への拡大プログラム

下方拡張

色のマッチングがむずかしいようなら，1色のビー玉だけを使う．より基本的なレベルでは，1つのボウルから別のボウルへ，あるいは，1つの大きなボウルから，色分けされた3つの小さなボウルへ，ビー玉を移すことだけを行わせる．

上方拡張

メロンなどの果物を，くり抜き器を使ってボール状にえぐり出す．できあがったメロンボールを，クライアントがおやつとして食べることができる．

問題と解決法

問 たくさんの色を同時に使うと，クライアントにとって作業が困難になる．

解 すべてのビー玉を同じ色にする．あるいは，2つの列については先にビー玉を並べておき，1色の1列だけをクライアントの作業のために残す．

問 クライアントが果物くり抜き器を使うことができない．

解 作業療法のカタログにある，大きな曲がった柄のついた，小さなくり抜き器を使ってみる．

解 他のアクティビティでトングをうまく使いこなす訓練をしてから，このアクティビティに戻る．

アクティビティ3　スプーンで穀物をすくう

目　的

☐ 巧緻動作の能力を改善させ使わせるように促す．

☐ 食事摂取の自立を維持するために，手と目の協調運動を改善する．

教　材

- [ ] トレー1つ
- [ ] 6種類の穀物や豆

　　穀物は，大きさ，手触り，色などが段階的に異なるものにする．例としては，グレート・ノーザン・ビーンズ，ササゲ，トウモロコシ，ヒラマメ，大麦，米を使う．

- [ ] 6つに区切られたマフィン型それぞれの枠に，6種類の穀物や豆を満たす．

　　クライアントの前で回転させることができる，丸いマフィン型か，それに似たような入れ物を使う．

- [ ] 同じサイズ，色，形の，小さいボウル6つ
- [ ] 小スプーン

準　備

1. マフィン型と6個の小さいボウルをトレーの上に置く．
2. トレーはクライアントの利き手の側に置く．
3. 粒の大きいものから小さいものへ，穀物が順番に並べられているかを確かめる．
4. 小さいボウルを重ね，トレーの外に出す．
5. ボウル1つとスプーンをクライアントの前に置く．

教　示

1. 穀物は食べてはいけないことをクライアントに忠告する．

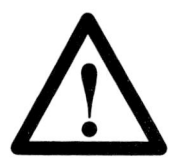

⚠️ **注意!** アクティビティに使う物品は食べられないことを説明すること．最初にアクティビティを提示し，クライアントに見せている間，物品は手の届かないところに置いておく．どのように物品を扱うかを見た後では，クライアントが物品を不適切に扱う可能性は少なくなる．しかしながら，クライアントがそれを口に入れないように常に注意を払わなければならない．

---

2. マフィン型のくぼみから，粒が最も大きい穀物をスプーンで2，3杯，一番目のボウルに移してみせる．
3. 粒が最も大きい穀物の残りをスプーンでボウルに移すよう，クライアントに誘いかける．
4. ボウルがいっぱいになったらトレーの外に出す．
5. クライアントの前に別のボウルを置く．
6. 二番目に粒が大きい穀物を指さしてから，空のボウルを指して，クライアントに

それをすくってボウルを満杯にするように促す．

7． マフィン型のそれぞれの枠が空になり，すべてのボウルが穀物で満たされるまで，作業を続ける．

8． ボウルから最も大きい穀物をスプーンで2，3杯取り，マフィン型の適切なくぼみに戻し，初めと逆手順の作業をやってみせる．

9． 残りの穀物をマフィン型にスプーンで移すよう，クライアントに誘いかける．

10． マフィン型の6つのくぼみに穀物が戻されたら，逆の手順の作業を完了とする．

応用課題

穀物の代わりにトウモロコシ粉や砂糖を使う．

水平方向への拡大プログラム

さまざまな大きさのスプーンを使って，器の内容物を移してもらう．

垂直方向への拡大プログラム

下方拡張

穀物の代わりに，大きなパスタや大きい木製の玉を使う．スプーンをもっと大きな物にかえる．クライアントがスプーンを使えない場合は，手を使ってもらう．

上方拡張

一番小さい穀物を少しもこぼさずに移すことができたら，色のついた水を1つの容器から別の容器に，スプーンを使って移してもらう．これは，クライアントが自分でスープを食べる再訓練を可能にするかもしれない．

問題と解決法

問 クライアントがスプーンを操作できない可能性が非常に高い．あるいは，複数の豆を混ぜてしまい，どの穀物をどこに移すか覚えられない可能性が非常に高い．

解 身体機能に問題がある場合，別のスプーン（作業療法で用いられる柄の曲がったスプーンなど）を試してみる．認知機能が問題の場合は，一度に1種類の穀物のみを用いる．

アクティビティ4　パスタすくい

目 的

- ☐ 上肢の粗大運動能力を改善する．
- ☐ 手と目の協調運動能力を改善する．

教 材

- ☐ トレー1つ
- ☐ 料理に使うプラスチック製の大きなスプーン1つ
- ☐ すべて同じ大きさの，小さなボウル4つ
- ☐ リボン型のパスタ（ファルファーレ）10個
- ☐ 円筒型のパスタ（リガトーニ）10個
- ☐ 貝殻型のパスタ10個

準 備

1. ボウルの1つに全部のパスタを入れる．
2. トレーの手前の部分にパスタを入れたボウルを置く．
3. 残り3つのボウルを最初のボウルの向う側に横1列に並べる．
4. トレーの脇（クライアントの利き手側）にスプーンを置く．

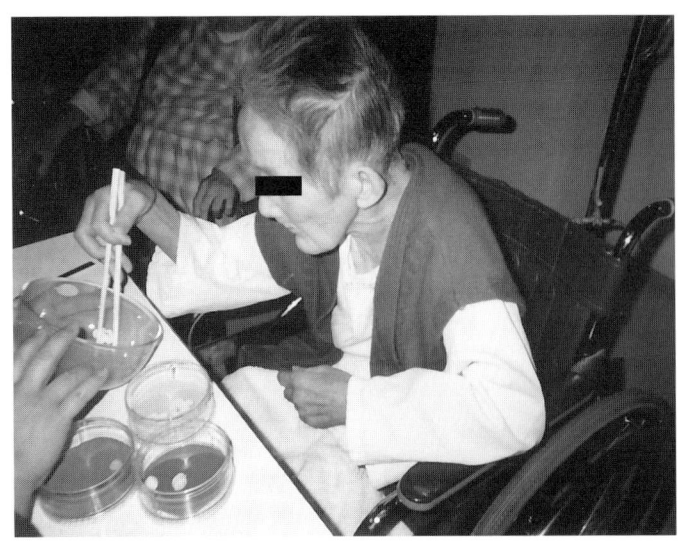

【応用課題の例】
3種類の麩(ふ)を箸で分ける．

教　示

1. このパスタは調理していないので食べられないことを，クライアントに説明する．

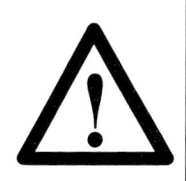

> ⚠️ 注意！　アクティビティに使う物品は食べられないことを説明すること．最初にアクティビティを提示し，クライアントに見せている間，物品は手の届かないところに置いておく．どのように物品を扱うかを見た後では，クライアントがそれらの物品を不適切に扱う可能性は少なくなる．しかしながら，クライアントがそれを口に入れないように常に注意を払わなければならない．

2. スプーンを使い，どれか1種類のパスタを1個ずつすくって，最初のボウルに2，3個移す．
3. 1種類目のパスタの残りをすくってボウルに移すよう，クライアントに誘いかける．
4. 次に2種類目のパスタを1個すくって二番目のボウルに移して見せ，その残りを二番目のボウルに移すようにクライアントに誘いかける．
5. 今度は，3種類目のパスタをすくって残りのボウルに移すようクライアントに誘いかける．
6. 1種類目のパスタを2，3個すくって，元のボウルに戻す．
7. 1種類目のパスタの残りをすくって元のボウルに全部戻すようにクライアントを誘う．
8. 2種類目と3種類目のパスタをすくって元のボウルに戻すようにクライアントを誘う．

【注】すべてのパスタは，必ず一度に1個ずつすくうこと．

応用課題

同じ種類のパスタを使い，パスタの色を変える．例えば，赤，緑，白のリボン型のパスタを使う．

課題を変化させる場合は，一度に1つの要素だけを変えること．アーモンド，ペカン，ブラジル・ナッツなどの，いろいろな種類のナッツをすくうのもよい．

水平方向への拡大プログラム

パスタをすくうのにいろいろな大きさのスプーンを使う．

垂直方向への拡大プログラム

下方拡張

物品のカテゴリーの認知が困難なクライアントの場合，一度に1色または1種類のパ

スタのみを使って作業を行う．また，パスタの個数を減らしたり，ボウルの中に入れるパスタを一度に1個だけにする方法もある．これらは，クライアントが受ける刺激の量を減らし，作業を単純化することになる．

異なる種類のパスタを入れるそれぞれのボウルの前に，すくって入れるパスタの種類を書いたカードを置く．

上方拡張

はじめの課題をよどみなくこなすクライアントには，多次元的な作業を提示するのがよい．その例の一つは，色，形，大きさ（一度に3次元）によって，パスタを分類してもらう．具体的な例としては，緑のリボン型の小さいパスタをすべて1つのボウルに入れて下さい，などと言う．

問題と解決法

問 クライアントはスプーンでパスタをすくうことができない．

解 スプーンを大きいものに代えるか，柄の曲がったスプーンを試してみる．クライアントがスプーンを持つことができないなら，パスタを分類するのに手を使うように指示する．もし，手でパスタを握れなければ，おのおののパスタをどこに入れるのかを，言葉で言うか手で指し示すように伝え，パスタを移動する作業はあなたが行うとよい．あるいは，運動能力の保たれた別のクライアントがいれば，2人が，ペアで作業をすることができる．一人がそれぞれのパスタがどこに属するかを指示し，もう一人がパスタをボウルに移す．これは，認知機能に障害をもつクライアントと運動機能に障害をもつクライアントが協力して行うとうまくいく．

問 クライアントが一度に複数の種類のパスタをすくう．

解 パスタの数を少なくして，適切な手法をもう一度，やってみせる．これでうまくいかなければ，多数のパスタをすくうままにしておく．また，より障害の重いクライアントの場合は垂直方向への拡大プログラム（下方拡張）を参考にしてもよい．

アクティビティ5　米のふるい分け

ふるい分けのアクティビティでは，巧緻動作と粗大運動の双方が，ともに要求される．さらに，粉ふるいなどは，多くの高齢者にとって馴染み深い作業であり，長期記憶を活性化する可能性がある．

目　的

- □ 巧緻動作能力を改善する．
- □ 手と目の協調を改善する．
- □ 関節可動域を拡大する．
- □ ゲームの流れの中で物の恒常性にアクセスする．

教　材

- □ 平らなトレー1つ

  作業中にこぼれた米を受けるために，米を入れた容器の下に置く．

- □ 米をいっぱいに入れた15×20 cm のプラスティック製容器1つ
- □ プラスティック製の穴あき玉じゃくし1つ
- □ 色のついた小さなさいころ型の物品6個，またはそれに代えて米の中に隠す小さな物品6個
- □ 目印のついたトレー1つ

紙をさいころと同じ大きさの正方形に切り，目印としてトレーの手前部分に貼り付ける．米の中に隠す物品と同じ数だけの目印が必要である．クライアントに視力の問題がある場合，目印をさいころより大きい正方形や円にするとよい．

準　備

1. すべてのさいころを米の中に隠すが，そのうち2つは見つけやすいように，一部が見えるようにしておく．
2. 米の容器と穴開き玉じゃくしを載せたトレーを，クライアントの前に置く．
3. 目印のついたトレーをクライアントの利き手の側に置く．
4. クライアントにゲームを始めることを伝える．ゲームの目的は，さいころを見つけて，玉じゃくしで米といっしょにすくい出し，玉じゃくしから米をふるい落としてさいころを取り出すことであると説明する．

⚠️ **注意！** アクティビティに使う物品は食べられないことを説明すること．最初にアクティビティを提示し，クライアントに見せている間，物品は手の届かないところに置いておく．どのように物品を扱うかを見た後では，クライアントがそれらの物品を不適切に扱う可能性は少なくなる．しかしながら，クライアントがそれを口に入れないように常に注意を払わなければならない．

教　示

1. 玉じゃくしで米の中から色のついたさいころを探し出し，米と一緒にすくい上げてみせる．
2. 玉じゃくしから米をふるい落とす．さいころだけが玉じゃくしに残るまで，手を前後にゆっくり動かす動作を，実演する．
3. 玉じゃくしから，トレーの目印の上にさいころを移す．
4. 残りのさいころを同じ様にして探すよう，クライアントに誘いかける．
5. トレーのすべての目印がさいころで覆い隠されるまで作業を続ける．
6. さいころの数を数えるようにクライアントに誘いかける．（やらなくてもよい）
7. さいころを1つか2つ米の入っている容器に戻して，米の中にそれらをうずめてみせる．
8. 残りのさいころもうずめて作業を完了させるようにクライアントに言う．

応用課題

さいころを取り出すのに大きさや形が異なる穴開きスプーンを使う．

水平方向への拡大プログラム

貝殻やボタン，硬貨など，いろいろなものを隠す．

垂直方向への拡大プログラム

下方拡張

米のふるい分けが難しい人には，玉じゃくしの穴が大きいものを用いる．さいころのサイズを大きくしたり，貝殻などのように大きめの物品を隠してもよい．

クライアントが穴開き玉じゃくしやスプーンを使えない場合，作業療法で使われるような，曲がった柄のスプーンを試してみる．それでも無理な場合，手を使ってさいころを拾い出すとよい．

上方拡張

粉ふるいを使い，小麦粉やトウモロコシ粉をふるってもらう．

問題と解決法

問　クライアントは，すべての米がふるい落とされるまで待たず，目印付きのトレーにさいころと一緒に米も移してしまう．

解　クライアントを手伝って容器に米を戻しながら，ゲームに「勝つ」ためには，米がプラスチック容器の外に一粒でも出てはいけないと強調する．ふるい分け方の見本を示した後，クライアントにもう一度試してみるように誘いかける．

3 注ぐアクティビティ

　ものをうまく注ぐことができるかどうかは，自立度をはかる指標となる．しかし，多くの認知症患者，特に長期介護を受けている人々は，自分で飲み物をコップに注いだり，他人をもてなすために飲み物を注ぐような機会があまりない．実際に行う機会が少ないことが，何かを注ぐことや自分の身の回りのケア活動を行うのをむずかしくさせていると思われる．注ぎやすい軽い容器や小さい容器を使うこれらの訓練は，注ぐ技能を回復するのに役立つ．しかしながら重要なことは，認知症の高齢者には，たとえこぼしながらでも物を注ぐ機会が与えられなければ，注ぐ能力が明らかにならないということである．そしてまたモンテッソーリスクールの教室と同様に，クライアントが何かをこぼしたら，それをきれいにする機会も与えられるべきであり，きちんときれいにするのに必要な手助けと指導も与えられなければならない．

アクティビティ 1　ロートを使ってトウモロコシを注ぐ

目　的
- □ 粗大運動と巧緻動作を促進する．
- □ 視空間認知と量の弁別を促す．

教　材
- □ トレー 1 つ
- □ 白いテープ（または太い輪ゴム）を巻いた，透明のプラスチックのコップ 3 つ

　　それぞれのコップには違う高さにテープを巻き，目標とする位置が低いコップ，中くらいのコップ，高いコップをつくる．代わりに，それぞれのコップに約 2 cm の黒い線を引き，低い目標目盛り，中くらいの目標目盛り，高い目標目盛りを付けるのもよい．

- □ ポップコーン用の粒トウモロコシを，容器の 3/4 程度まで入れた水差し 1 つ

　　水差し内のトウモロコシの量は，3 つのコップにそれぞれの目標目盛（低い，中くらい，高い）まで入れた時に必要となるトウモロコシの全量と同じにする．

- □ 大きいロート 1 つ

準 備

1．目標位置の高いコップから低いコップまでトレーに１列に並べる．
2．コップの横に水差しを置く．

> ⚠ **注意！** アクティビティに使う物品は食べられないことを説明すること．最初にアクティビティを提示し，クライアントに見せている間，物品は手の届かないところに置いておく．どのように物品を扱うかを見た後では，クライアントが物品を不適切に扱う可能性は少なくなる．しかしながら，クライアントがそれらを口に入れないように常に注意を払わなければならない．

3．水差しの横にロートを置く
4．次にトレーをクライアントの前に置く．

このアクティビティを行うときは，よく注意しなければならない．クライアントは，勢いよくトウモロコシを注いでしまいがちである．彼らがコップのマークを見逃したら，あふれてこぼれたトウモロコシを拾い集めなければならなくなってしまう．「高い目盛」のコップは，他のコップよりも，失敗する可能性が大きいので，「高い目盛」のコップは，例として実演してみせるときに使うことが重要である．

教 示

1．「高い目盛」のコップを取り，残りのコップをトレーの端の方によける．
2．クライアントに非利き手でロートを持ってもらい，あなたが水差しからコップにトウモロコシを注いで，目標の線のところで注ぐのをやめる．
3．「中くらいの目盛」のコップを取り，クライアントの前に置く．
4．ロートを使って白い線までトウモロコシを注ぐようにクライアントに誘いかける．
5．「中くらいの目盛」のコップにきちんとトウモロコシを入れることができたら，今度は「低い目盛」のコップにトウモロコシを入れるようにクライアントに言う．

応用課題

クライアントにいろいろな水差しを使ってトウモロコシを注いでもらう．

水平方向への拡大プログラム

注ぐ材料として米やヒラマメなどのもっと小さい穀物を使う．

垂直方向への拡大プログラム

下方拡張

クライアントに1つのコップだけに注いでもらう．そのコップの目標位置までを満たす量のトウモロコシだけを水差しに入れておく．

上方拡張

よりやりがいのあるアクティビティにするために，ロートを使わずにクライアントに注いでもらうか非利き手を使って注いでもらう．またコップを目標位置の順番に並べるときに，中間の線を引いてコップの数を増やしてもよい．

問題と解決法

問　トウモロコシがコップの線に達してもクライアントが注ぐのをやめられない．

解　一度に1つのコップだけを提示し，水差しの中に入っているのは，ちょうどそのコップの線に届くのに必要な量のトウモロコシだけにする．

問　クライアントが水差しを握れない，または水差しを容易に扱えない．

解　水差しをきわめて小さなものに替える．あるいは，握りやすい，薄い透明のプラスティックのコップを用いる．

アクティビティ2　液体を注ぐ

目的

- [ ] 手と目の協調運動を促す．
- [ ] 巧緻動作と粗大運動を促す．
- [ ] 植物に水をやる作業のような，身の回りにあるものを世話するのに役立つ技能を改善させる．

教材

- [ ] トレー1つ
- [ ] 透明のプラスティック製の水差し1つ．中に色のついた水を2/3まで入れておく．
- [ ] 一番目の水差しと同じだが，何も入っていない水差し
- [ ] 小さなふきん

準備

1．色つきの水が入った水差しをクライアントの利き手側に置く．
2．空の水差しを水の入った水差しの反対側に置く．

教　示

1．空の水差しの取っ手を片方の手で持つ．
2．もう片方の手（クライアントの利き手側）で，色つきの水が入った水差しの取っ手を持つ．
3．水の入った水差しを持ち上げて空の水差しに近づけ，注ぎ口を空の水差しの中心に向ける．
4．水差しが空になるまでゆっくり一定の速度で水を注ぐ．

　　もし水がこぼれたら，ふきんで拭く．

5．同じようにして，再び元の水差しに水を注いで戻す．
6．同じように，空の水差しに水を注ぐようクライアントに誘いかける．
7．クライアントに作業を繰り返すように言う．
8．水が少しでもこぼれたらふきんで拭くようにクライアントに言う．

応用課題

水差しから1つあるいはいくつかのコップに色つきの水を注いでもらう．

水平方向への拡大プログラム

紅茶，レモネード，ソフトドリンクなどをコップや茶碗に注いでもらう．

垂直方向への拡大プログラム

下方拡張

トウモロコシを注ぐアクティビティで述べたように，ロートを使い注ぎやすくする．液体の代わりに米やトウモロコシ粉を注いでみる．
より小さな水差しや透明のプラスティックのコップを使って注ぐ．

上方拡張

前のアクティビティ（トウモロコシを注ぐ）でトウモロコシを注ぐときに使ったのと同様の工夫をして，クライアントが注ぐコップに，目標の水位を示すテープを貼り付ける．自分のため，または友だちや来客のために，クライアントにジュースや紅茶を注いでもらう．

問題と解決法

問　水を注ごうとしてクライアントがこぼしてしまう．

解　水をこぼしにくくするため，水差しの 1/3 までしか水を入れない．

解　上述の下方拡張を使う．

解　こぼすことにはこだわらず，クライアント自身にこぼれた水を拭き取ってもらう．完璧にできなくてもかまわないことをクライアントに伝える．

4 物を握るアクティビティ

　物を握るアクティビティは道具を握って使う能力を増し，クライアントと生活環境との関わり合いをより密接にする．さらに，物を握ることは，手と指の筋肉を調整し，関節可動域を拡大し，巧緻動作の能力を向上させるのに役立つのである．

アクティビティ1　色粘土の混合

目　的
- ☐ 手の筋肉を鍛える．
- ☐ 手と目の協調運動を向上させる．
- ☐ 基本的な色の知識を再確認する．

教　材
- ☐ トレー1つ
- ☐ 青，黄，赤の粘土を1缶ずつ
- ☐ 「黄＋青＝緑」と書かれた見本図版1つ．色の名前の上にそれぞれに該当する色で円を描いておく．

　　この見本図版は，クライアントが粘土を混ぜて新しい色を容易につくれるようにするためものである（いずれの原色からも等和色*がつくれるように，見本図版を改良してもよい）．

準　備
1. 粘土の缶を開けてトレーに置く．

　　できればクライアントに缶を開けてもらう．
2. トレーの粘土の前に見本図版を置く．

---

*等和色は2原色を等分に混ぜた色。例えば黄と青を混ぜたときにできる緑。

教 示

1. 見本図版に書かれた色を確認するようにクライアントに言う．まず，2つの原色を確認し，次に原色を混ぜて作った等和色を確認する．
2. 見本図版に示されている通りに，2つの原色の粘土を混ぜ合わせて1つの粘土の玉にし，等和色をつくることを説明する．
3. 1つの容器から少量の原色の粘土を取り，指でこねる．
4. アクティビティを始める前に粘土をボール状にしておいてもよい．クライアントは，あなたが缶から粘土を1つまみ取り出し，それをつぶすのを見て，真似ることができる．取り出す粘土の量は，ビー玉程度の大きさまでにする．粘土の量が多いと，混ぜるのに長い時間がかかる．

> ⚠ 注意！ アクティビティに使う物品は食べられないことを説明すること．最初にアクティビティを提示し，クライアントに見せている間，物品は手の届かないところに置いておく．どのように物品を扱うかを見た後では，クライアントがそれらの物品を不適切に扱う可能性は少なくなる．しかしながら，クライアントがそれを口に入れないように常に注意を払わなければならない．

5. 最初にこねた粘土を見本図版のそれと同じ色のところに置く．
6. 二番目の原色についても同じ作業を繰り返す．
7. 次にクライアントに，少量の粘土を一番目の（原色の）缶から取り，見本図版の同じ色のところに置くように言う．
8. 二番目の原色についても同じ量の粘土を取り，見本図版の同じ色のところに置くようにクライアントに言う．
9. はじめにこねた粘土を手で混ぜて，2つの色を混ぜ合わせる作業をやってみせる．
10. クライアントに自分で取り出した粘土を混ぜ合わせて，等和色をつくるように言う．
11. 粘土が完全に混ざり新しい色になったら，クライアントにその色の名をたずねる．
12. 新しい色の粘土玉を見本図版のその色名のところに置くように言う．
13. 見本図版の「黄＋青＝緑」を指で指し示しながら，クライアントに読んで聞かせる．
14. クライアントに別の色の組み合わせも試すように誘いかける．

応用課題

他の原色と等和色の組み合わせについても，同様の見本図版を作って粘土を混ぜる．例えば，青＋赤＝紫など．

水平方向への拡大プログラム

目薬の容器と，異なる原色の（食品用着色剤で着色した）水を用い，同様の見本図版と手順で等和色を合成する．

垂直方向への拡大プログラム

下方拡張

クライアントの運動機能では色を混ぜ合わせることができない場合，1色の粘土をこねてもらうだけにする．重要なことは物を実際に握って操作することである．かわりに，クライアントに粘土を転がして延ばしてもらい，できればひも状にさせて，それで何らかの形や文字を作らせてもよい．もしクライアントが粘土を持てないなら，水平方向への拡大プログラムで述べたように色水を教材として使う．どの色を混ぜてほしいかを，クライアントに指で示してもらうか言葉で言ってもらう．混ぜ終えたら，どの色ができると予想したかをクライアントにたずね，推測が正しかったかどうかについてフィードバックする．

上方拡張

原色を混ぜて等和色をつくる訓練を十分にしたら，認知機能を拡大するために，逆の作業に挑戦させる．緑などの等和色を表すカードやその他のヒントを使い，目標となる等和色をつくり出すには，どの2つの原色を混ぜればよいかを選んでもらう．

さらに難易度を高める場合は，クライアントに色の違うパン生地をこねあわせてもらう．

問題と解決法

問 クライアントが色を同定できない．

解 クライアントに対し，見本図版の色の下の文字を読むように促す．

問 作業中にクライアントの手が疲れてしまい，最後まで混ぜることができない．

解 あなたがクライアントに代わって残りの作業を行ってもよいが，いつ混ぜるのをやめればよいかを合図するようにクライアントに頼むことができる．休憩を取った後で，色を混ぜ合わせる作業にもう一度誘うのも効果的であろう．

アクティビティ2　トングを使う

目的

- □ 手と目の協調運動を促進する．
- □ 巧緻動作と粗大運動の技能を改善させる．

- [ ] 関節可動域を拡大する．

教　材

- [ ] トレー 1 つ
- [ ] 10 区画に分かれた小さな絵画用のパレット 1 つ

　　小さなマフィン型，製氷皿，その他綿球を入れられるくぼみがあるものなら代用できる．

- [ ] 10 個の綿球

　綿球の数と入れるくぼみの数とが，必ず同じになるようにする．

- [ ] 料理用のトング 1 つ
- [ ] 綿球を入れておく小さな皿 1 つ

準　備

1．トレーに綿球の入った小さな皿とトングを置く．
2．パレット，皿，利き手側にトングの入ったトレーをクライアントの前に置く．

教　示

1．トングで綿球を 1 つ皿からゆっくりとつまみ上げ，絵画用パレットの区画の 1 つに入れて見せる．
2．2 つ目の綿球も同じようにやってみせる．
3．クライアントに同様にして全部の綿球を移すように誘いかける．
4．今度は反対にパレットから皿へ，トングを使って綿球を戻してみせる．
5．残りの綿球を皿に戻すようにクライアントを促す．

応用課題

　同じ作業をさまざまな大きさや色のポンポンを使って行わせる．綿球のかわりに，小さく切ったスポンジを用いてもよい．

水平方向への拡大プログラム

　さまざまな大きさのトングを用いて作業を行ってもらう．ポンポンのかわりにゴルフボール，ピンポン玉，ビー玉など硬いものを使うこともできる．

垂直方向への拡大プログラム

下方拡張

障害がより重度のクライアントには手を使わせる．

上方拡張

軸の付いたトウモロコシや角氷など，通常トングを用いて運ぶものを，クライアントにトングで取り扱ってもらう．

問題と解決法

問　クライアントがトングを使えない．

解　大きなトングを使ってみる．もし，必要なら手を使ってもらう．

解　アクティビティを行う前に，握力を強化する訓練が必要かもしれない．

アクティビティ3　ポンポンを握る

目　的

☐ ピンセット把握とよばれる，親指と人差し指で挟んでつかむ運動を練習する．

　ピンセット把握は，ボタンの留め外しや，ファスナーの開け閉めなど，さまざまなADLの場面で使われる．またピンセット把握は，多くの道具操作や美術・手工芸の製作にも必要なものである．

☐ 色を弁別する訓練をする．

☐ 1対1対応の訓練をする．

☐ 粗大運動の技能を発達させる．

教　材

☐ トレー1つ

☐ 14個の四角いくぼみがあるプラスティックの製氷皿の底に，1つずつ小さい円を描いて，色分けしたもの

　四角いくぼみ全体に完全に色を塗るのもよい．

☐ ポンポンを置く小さな皿

☐ 13 cmのピンセット

☐ 小さな毛糸のポンポン14個．色は5色以上を用いる．

　必ず製氷皿のくぼみと同じ数のポンポンを使うこと．

準 備

1. ポンポンを入れた小さな皿，製氷皿，ピンセットをトレーの上にのせる．
2. トレーをクライアントの利き手の側に置く．
3. クライアントがポンポンと製氷皿のくぼみの底の円の色を見分けることができ，その色名が言えることを確認する．

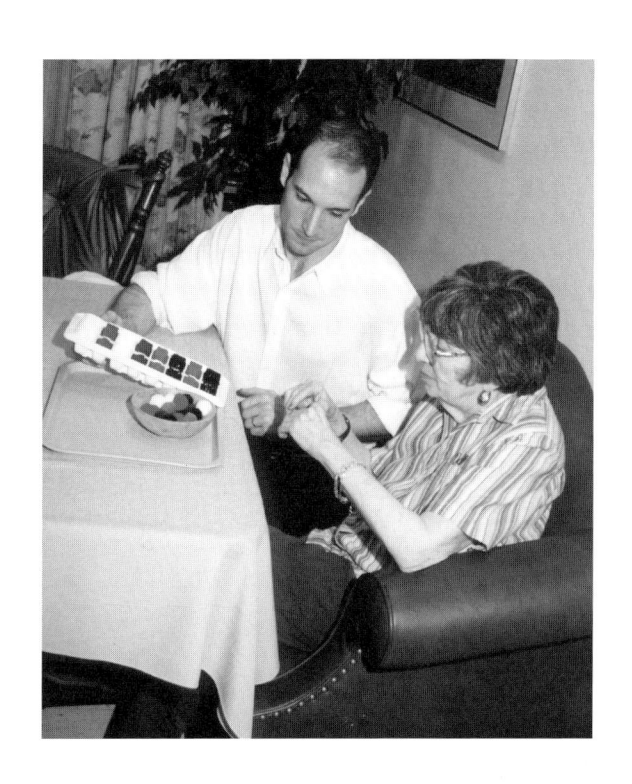

教 示

1. ピンセットを使って色つきのポンポンをつまみ上げ，同じ色のくぼみに置く作業を行ってみせる．
2. 今度は初めと違う色のポンポンをつまみ上げ，適切な色の四角いくぼみに置いてみせる．
3. 同様にして残りの作業を完了するように，クライアントに指示する．
4. どれか1色のポンポンの数，あるいはすべてのポンポンの数を数えるようにクライアントに誘いかける．

次のステップ5を行いながら同時にステップ4を行うこともできる．
5．ピンセットを使ってポンポンを製氷皿から皿に戻す，逆の手順の作業をやってみせる．
6．すべての作業が終わったら道具をトレーに戻すようにクライアントに言う．

応用課題
小さいピンセットや大きいピンセットを使ってアクティビティを繰り返す．

水平方向への拡大プログラム
ポンポンのかわりにいろいろな色の小さく切ったスポンジを用いる．

垂直方向への拡大プログラム
下方拡張
クライアントがポンポンの色と同じ色のくぼみを見つけるのが困難な場合，一度に1色のポンポンだけを使う．もし，この課題の色のマッチング要素がクライアントの失敗原因であれば，この要素を無視して，ポンポンの色は1つだけにするとよい．もし，小さいピンセットが無理なら，クライアントに大きいピンセットやトングを使わせ，最後の手段としては手を使わせる．

上方拡張
ポンポンのかわりに，さいころ，木製の玉，ボタンなど硬いものを用いる．

問題と解決法
問 クライアントが製氷皿に1つの色のポンポンしか置かない．

解 まず一度に1色だけを使って課題を行い，後に二番目，三番目，四番目，五番目の色を加えていく．もともと課題に割り当てられていた色をすべて用いて作業ができるまで，徐々に新しい色を加えていく．

問 クライアントはピンセットを使ってつかむことが難しいようだ．

解 もっと大きいピンセットを使う．クライアントがピンセットを使えない場合，必要なら，手でポンポンを移動させる．

アクティビティ4　洗濯ばさみトレーニング

目　的
- [ ] ピンセット把握の力を強める．
- [ ] 手と目の協調運動を改善させる．

教　材
- [ ] トレー1つ
- [ ] 小さな編みかご1つ
- [ ] フェルトの布地1枚
- [ ] 木製の洗濯ばさみ8つ

準　備
1．かごの中にフェルトの布地を敷いてかごの底を覆い，布の端はかごの外側にたらす．
2．かごの中に木製の洗濯ばさみを入れる．
3．かごをトレーにのせて，トレーをクライアントの前に置く．

教　示
1．洗濯ばさみを1つ取り上げて，指で挟んで広げてみせる．
2．フェルト生地の上から編みかごの縁を洗濯ばさみで挟む．
3．すべての洗濯ばさみをフェルトに付けるまで作業をするようにクライアントに誘いかける．

　　洗濯ばさみのどこをどのようにつまむかを実際にやってみせる必要があるかもしれない．

　　クライアントがかごに洗濯ばさみを付けるのを手伝わなければならないかもしれない．

4．クライアントに洗濯ばさみがいくつ残っているか，あるいは全部で洗濯ばさみがいくつあるかをたずねる．（やらなくてもよい）
5．どのようにして洗濯ばさみを外すかをクライアントに示し，ゆっくりと洗濯ばさみをかごに戻す．
6．同様にして残りの洗濯ばさみを外すようにクライアントに誘いかける．
7．アクティビティを終えたら，すべての教材をトレーに戻すようにクライアントに

言う．

応用課題
いろいろな色のプラスティックの洗濯ばさみを使う．いろいろな色のフェルトを洗濯ばさみで挟む．そして/あるいは，白いフェルトにかかれたいろいろな色の線のところに，線と同じ色の洗濯ばさみを付ける．

水平方向への拡大プログラム
小さなかごや容器に入れたクリップを使ってみる．

垂直方向への拡大プログラム
下方拡張
ポスター用の厚紙や他の厚い紙を切り抜いてつくった長方形に何本か線を引く．もし，かごに洗濯ばさみを付けることが難しいのであれば，クライアントに長方形のそれぞれの線のところに洗濯ばさみを付けるように言う．

上方拡張
クライアントに洗濯ばさみで衣服をつるす練習をしてもらう．
紙ばさみやクリップを使って紙の束を留める．

問題と解決法
問　クライアントが洗濯ばさみをきちんとつまむことができない．
解　クライアントがつまむことに集中できるよう，洗濯ばさみを支えてあげる．
解　開くのに大きな力をかける必要のない，別の種類の洗濯ばさみを使ってみる．
問　一度にすべての洗濯ばさみを提示するとクライアントが混乱する．
解　アクティビティを分解し，クライアントに一度に１つずつ洗濯ばさみを手渡す．

アクティビティ5　にんにく搾り器で搾る

目　的
□　握力と，ADLに必要な運動の協調性を高める．

□　巧緻動作と粗大運動の技能を高め，関節可動域を拡大する．

□　手と目の協調運動を高める．

□ 複数のステップがある一連の手順を遂行する．

教　材

□ トレー1つ

□ 大きなにんにく搾り器

□ 1辺が約2cmの立方体状のスポンジ数個

　　スポンジは，にんにく搾り器のにんにくを入れる部分にちょうど入る大きさでなければならない．

□ 大きなピンセット1つ

□ 同じ大きさの小さいボウル2つ

□ 小さな水差し

□ 教材をトレーの正しい位置に置くために，教材の概略図を描いてラミネート加工した見本図版

□ こぼれたものを拭き取る，小さなふきん

準　備

1．見本図版をトレーに置き，見本図版の上で指定されている位置に，搾り器，スポンジ，ボウル，小さな水差しを置く．

2．必要に応じて補給する分量の水を，水差しに入れる．

3．1つのボウルにスポンジを浸すのに十分な量の水を入れる．

教　示

1．ピンセットで小さなスポンジを1つ拾い上げてみせる．

2．スポンジを水の入ったボウルに入れて水をしみこませる．

3．ピンセットでスポンジを水の中から拾い上げる．

4．濡れたスポンジをにんにく搾り器に入れる．

5．二番目の（空の）ボウルの上で搾り器を持ち，できるかぎり多くの水をスポンジから搾り出す．

6．ピンセットを使ってスポンジを取り出し，見本図版上の適切な場所に置く．

7．あなたはこのステップを他のスポンジで2回繰り返してみせる．

8．クライアントに残りのスポンジを同じように搾って，すべてのスポンジの水気がなくなるまで作業をするよう誘いかける．

9．こぼれた水を拭き取るようにクライアントに言う．

場合によってはふきんを使って水を拭き取ってみせる必要があるかもしれない．

応用課題
いろいろな色のスポンジを使う．クライアントに同じ色が続かないよう，いろいろな色の順に搾るように指示する．

水平方向への拡大プログラム
白ブドウなどの小さな果物を，クライアントに搾ってもらう（白ブドウは，果汁が衣服に付いても，赤ブドウやブルーベリーのようにしみにならないので，最適である）．

垂直方向への拡大プログラム
下方拡張
例えば最初にすべてのスポンジを水に入れるなどして，それぞれのステップ毎に，単独の課題として行わせる．次に，例えば，あなたがスポンジを搾り器に入れて，クライアントが水を搾るようにする．すると，クライアントの作業は搾ることだけになる．クライアントが手順に沿って作業ができない場合，ステップを減らすことが特に重要であろう．

これは握力を強める訓練なので，握るという構成要素に焦点を合わせる．別の訓練方法としては，大きなボウル2つと大きなスポンジを用意し，ボウルの片方だけに水を入れておく．大きなスポンジを水に浸してから，空のボウルに手で水を搾り出してもらってもよい．

上方拡張
クライアントににんにくを搾り器で搾ってもらい，にんにく搾りや料理の経験について，思い出したことを話し合ってもらう．

問題と解決法
問 クライアントが水を搾り出すのに十分な協調運動能力や握力を持っていない．

解 もっと大きいにんにく搾り器を使う．またはクライアントに両手を使ってもらう．

問 クライアントがピンセットでスポンジを取り扱うことができない．

解 もっと大きなピンセットを使う．あるいは，あなたがスポンジを水に入れたりにんにく搾り器に入れたりして介助する．

アクティビティ6　穴開けパンチで穴を開ける

目　的

- [ ] 握力を強める．
- [ ] 手の粗大運動の技能を向上させる．
- [ ] 手と目の協調運動を向上させる．

教　材

- [ ] トレー1つ
- [ ] 厚手の紙で作った約10×15 cmの見出し用のカード．カードの1辺から約5ミリ内側に，その辺に沿って約2.5 cm間隔で「豆粒大」の黒い点をつけておく．
- [ ] 穴開けパンチから出る紙片を入れる小さな容器1つ
- [ ] 1つ穴の穴開けパンチ

準　備

1. 教材をのせたトレーをクライアントの前に置く．

教　示

1. 穴開けパンチのどこをどのように握るかを具体的に説明する．
2. クライアントにパンチを握ってみてもらう．そして次にやり方を見せるのでパンチを返すように言う．
3. 見出し用紙のカードの黒い点を，クライアントに示す．
4. パンチと黒い点を合わせる作業をして見せる．
5. パンチを握ってカードの黒い点の位置に穴を開ける方法を実際にしてみせる．
6. クライアントが課題を理解したと思えるまで，2，3回してみせる．

    パンチを握るとどのようにしてカードに小さな穴が開くかを示す．（もし，パンチに打ち抜いた紙をためておく機能がない場合）カード上の点がどのように容器内に落ちるかをクライアントに示す．

7. クライアントにパンチを使うように誘いかける．
8. 穴をすべて開けたら，クライアントにカードに開けた穴を見せ，穴開けパンチから出た紙片を見せる．
9. 作業が終わったら，教材をトレーに戻すようにクライアントに言う．

応用課題

図形や文字の形になるように並べた点に，穴開けパンチで穴を開ける．

水平方向への拡大プログラム

ホッチキスなどの，手で握ったり挟んだりして操作する道具を使ってみる．

垂直方向への拡大プログラム

下方拡張

クライアントが穴開けパンチを使えない場合，もっと大きい，あるいは長い柄のついたパンチを使う．

上方拡張

グループ訓練参加用のチケットなどを作成することにして，クライアントには，チケットや他の紙に認証印として穴開けパンチで穴を開けてもらう．

クライアントに手紙や広報の紙をホッチキスで留めてもらう．

問題と解決法

問　クライアントは穴開けパンチを握ってカードに穴を開けるだけの力がない．

解　穴開けパンチをあなたが持ってあげることで，握ることに力を集中させる．

問　点が小さすぎてクライアントに見えにくい．

解　うまく穴が開けられるよう，点を大きく描く．大きく描いた点の中に確実に穴を開けるようにする．

問　カード上にたくさんの点があるとクライアントが混乱する．

解　点と点の間隔を広くとる．

解　カード1枚につき1つだけ点をつける．その場合は，もっと小さな紙を使ってもよい．

5 巧緻動作のアクティビティ

　巧緻動作のアクティビティは，関節炎，脳卒中後遺症，視覚障害を抱える高齢者には困難かもしれない．これらのアクティビティは，クライアントが巧緻動作の基礎能力を発揮できるようにし，さらにその機能を改善させるための基盤として役立つものである．モンテッソーリ法のプログラムの常として，これらのアクティビティには上限がない．クライアントの身体の状態と認知能力，そして興味と意欲のレベルによって，確実に遂行できる課題が決まってくる．

アクティビティ1　じゅず玉つなぎ

目　的
- [ ] 手と目の協調運動を向上させる．
- [ ] 手芸に使う技能（ピンセット把握，巧緻動作，関節可動域）を鍛える．

教　材
- [ ] トレー1つ
- [ ] ひもを通すことのできるいろいろな色と形の木の玉
- [ ] 片方の先端が靴ひものように通しやすく加工されていて，もう一方の端は玉が抜けないよう結び目を作ったひも
- [ ] 玉とひもを入れるかご

準　備
1. かごと教材をのせたトレーを参加者たちの前に置く．

> ⚠️ **注意!**　アクティビティに使う物品は食べられないことを説明すること．最初にアクティビティを提示し，クライアントに見せている間，物品は手の届かないところに置いておく．どのように物品を扱うかを見た後では，クライアントが物品を不適切に扱う可能性は少なくなる．しかしながら，クライアントがそれを口に入れないように常に注意を払わなければならない．

教　示

1．かごからひもと玉を1つずつ取り出す．
2．玉を左手で持ち，右手に持ったひもの先端を玉の穴に入れる．
3．ひもの先端を左手でつまみ，引っ張ってひもを通す．
4．右手を使って玉をつまみ，ひもの端の結び目まで寄せる．
5．二つ目の玉についても同様の過程を繰り返す．
6．三つ目の玉をひもに通すように，クライアントを誘導する．
7．うまく通すことができたら，全部の玉をひもに通すまで続けるようにクライアントを促す．
8．クライアントが玉をひもに通すのが困難であったら，もう一度やってみせる．

応用課題

形，色，大きさで玉を分類してからひもに通してもらう．

クライアントに，玉を通したひものパターンと同じ玉の形，色のパターンを見本図版から選ばせる．

水平方向への拡大プログラム

パスタや他の品物を数珠つなぎにして，鎖状の飾りをつくる．

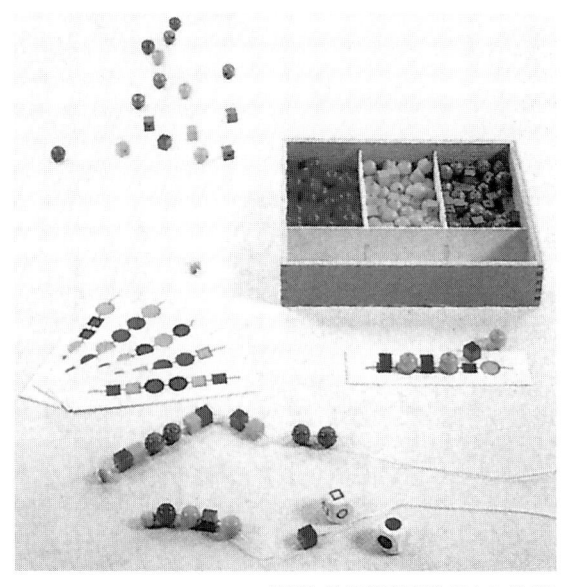

(学研 幼児教育事業部より提供)

垂直方向への拡大プログラム

下方拡張

クライアントに渡すひもを短くし，与える玉の数も少なくする．

混乱を避けるため，すべて同じ色と形の玉を使う．

上方拡張

もっと小さい玉を使ってみる．

ひも通しアクティビティを始める（次のアクティビティを見よ）．

問題と解決法

問　クライアントがひもを玉に通せない．

解　あなたがひもを垂直に保持し，クライアントにはひもの上から玉を通してもらう．

解　もっと穴の大きい玉を使う方がよいかも知れない．

解　ひもの代わりにモールを使う．

アクティビティ2　ひも通し

目的

- [ ] 手と目の協調運動を促す．
- [ ] 空間的感覚を改善させる．
- [ ] 順序とパターンの認知を改善させる．

教材

- [ ] トレー1つ
- [ ] 手で持てるサイズの穴開けパンチ
- [ ] 異なる色の靴ひも2組
- [ ] ルーズリーフの見出し用の厚紙で作った15×20 cmのカード2枚．ラミネートしておく．
- [ ] カードと靴ひもを入れる容器1つ

準備

1. 見出し用厚紙のカード2枚に，穴を2列に開ける．穴と穴の間は5 cmずつ離す．

この穴はひもを通すのに使う．

2．各列の端の穴から，約1cm離してさらに穴を1つ開ける．

この穴はカードにひもを固定するのに用いる．

3．固定用の穴にひもを通して結び，ひもをカードに固定する．

例えば，2色の靴ひもが赤と青の場合，赤のひもと青のひもを1本ずつ1枚目のカードにつけ，2枚目のカードにも赤と青の靴ひもを1本ずつ結びつける．

教 示

1．穴をあけて，ひもを結びつけたカードを容器から取り出しクライアントに見せる．

2．カードの1列の穴にひもを通してみせる．できるだけ単純に，隣り合った穴どうしを通す．

カードのどこにひもを差し込み，どのようにひもを通して引っ張るかに焦点を絞って，ゆっくりとした慎重な動作でこのアクティビティをしてみせる．

3．ひもを通し終わったカードをクライアントに見せる．

4．二番目のカードをクライアントに渡し，そのカードでアクティビティをやってみるようにクライアントに誘いかける．

5．必要なら指導や介助を行う．

6．クライアントが作業を完了したら，彼らがひもを通したカードをあなたがひもを通したカードと比較する（クライアントがことばでコミュニケーションすることが可能なら，2つのカードが同じように見えるかたずねる）．

7．カードに同じように見えない部分があったら，クライアントに再び指示を出し，最終的にカードが同じになるように修正してもらう．

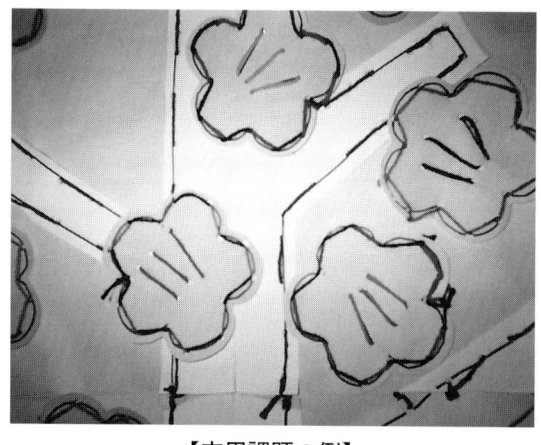

【応用課題の例】
木，花びらの形，おしべにひもを通し，全体を木に構成してかざる．同じ穴に別の向きで，2色のひもを通している．

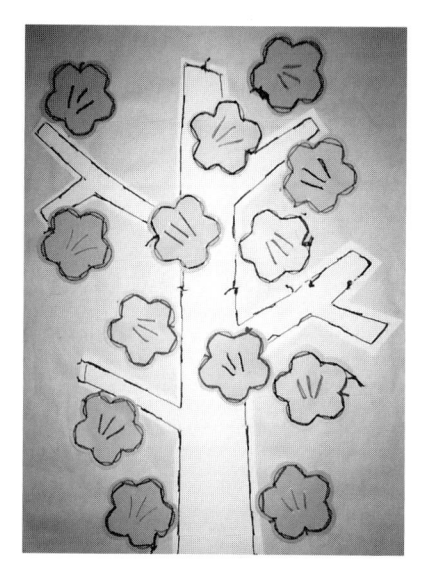

8．両方のカードが全く同じになったら，あなたは自分がカードの2列目の穴にもひもを通すことを伝え，クライアントも同じく2列目の作業を行うかどうかをたずねる．

【注】クライアントの作業スピードに自分のスピードを合わせる．また，課題の中心は，カードのどこにひもを差し込み，どのように引っ張って通すかにあることに留意する．

応用課題
いろいろなひもの通し方を用いる（前頁写真参照）．

水平方向への拡大プログラム
ハート型，円，三角形などの形に切った厚紙の端に沿って穴をあける．このひも通しのアクティビティは，手芸作品の製作にまで発展させることもできるので，クライアントが完成品を長く保存したり作品展に展示したりすることも可能である．

垂直方向への拡大プログラム
下方拡張
ひもを通すカードの穴を，片方の列だけ使う．あるいは，穴が1つか2つだけ残るようにひもを通しておき，残りをクライアントに作業してもらう．

最初にあなたが穴にひもを差し込んでから，クライアントにひもの端をつかんでもらい，最後まで引っ張り出させるのもよい．クライアントがひもを握れない場合や，「見てるだけを望む」場合は，ひもを次にどの穴に通しどのような通し方にするかをたずねて，指示してもらうようにする．

必要があればクライアントに見本図版を示す．見本図版には課題となるカードの図を描き，穴から穴へひもを通す順に線を引いておく．その場合は使うひもの色と同じ色のペンを使う．

上方拡張
ひもを通す穴どうしをもっと近づけて，課題を難しくする．

課題をさらに難易度の高いものにするために，クライアント自身がひもを通すカードを選んだり，カードの型の希望を出したりできるようにする．クライアントが穴を開けることができるなら，自分でひもを通す型をつくることができる．また，靴やブーツに実際にひもを通すこともできる．

他の関連したアクティビティには，ビートル手芸で（ネットに毛糸をからませて）敷き物をつくったり，かぎ針編みをしたりする作業などが含まれる．

問題と解決法

問　クライアントの視覚に問題がある．

解　ひもを通すカードに，穴の輪郭をはっきり描く．輪郭を描くことによって視覚的手がかりがはっきりする．または，下方拡張の項に記述されている見本図版を用いる．

問　クライアントが複数のステップにわたる課題を行うことができない．

解　クライアントが一回に作業の1部分だけに集中できるようにする．例えば，あなたがひもの先を穴に差し込んで，クライアントには穴に通したひもを引っ張ることに集中してもらう．

解　クライアントを二人組にし，もう一人のクライアントが，どこにひもを通すかについて助言したり，手を貸したりする．

問　クライアントが，手と目の協調運動，そして/あるいは，巧緻動作の能力に問題を抱えていると思われる．

解　ひも通しの穴をもっと大きくする．例えば，穴あけパンチであける大きさではなく，1円玉や100円玉大の穴にする．穴を大きくすれば，作業に必要な手と目の協調運動や，巧緻動作の能力は少なくてすむ．さらに，太いひもやロープを使う．

解　カード用の厚紙のかわりに，皮などのもっと柔軟な素材を使う．

アクティビティ3　石を水でぬらす

目　的

- □ 巧緻動作の改善を促進する．
- □ 手と目の協調運動を高める．

教　材

- □ 花崗岩のように，ぬれると色が変化する石を1つ以上．石は，直径8 cm前後（最大15 cm以内）のものにする．
- □ 小さな絵筆2本
- □ 水を入れる小さなボウル1つ
- □ トレー1つ
- □ 乾いた布1枚

準 備

1．ボウルに水を入れておく．
2．ボウルをトレーの真ん中に置き，そのそばに絵筆を置く．
3．ボウルの前方のトレーの上に，石を置く．
4．もう1本の絵筆をあなたが手に持つ．

教 示

1．親指と人差し指を使い絵筆を握って見せる．
2．絵筆に少し水を付ける．
3．石にどのように水を塗るかをクライアントに示す．絵筆を石の上から下にまっすぐ下ろして，石を水でぬらす．石の左側から始めて右の方へ向かってぬらしていく．

　　ゆっくりと慎重に2，3回だけ水を塗って見せる．

4．トレー上の絵筆をクライアントに手渡し，あなたがぬらし始めた石に水を塗り終えるように誘う．
5．クライアントが絵筆の動かし方を習得したら，続いて石の裏側も水でぬらすように言う．
6．クライアントに二番目の石も水でぬらすよう，誘いかける．

　　クライアントが水を塗っている間は，あなたも同じ作業をしてみせるとよい．

7．作業が終わったら，こぼれた水を布でふきとるようにクライアントに言い，最初はあなたが布を使い，こぼれた水の一部を拭いてみせる．

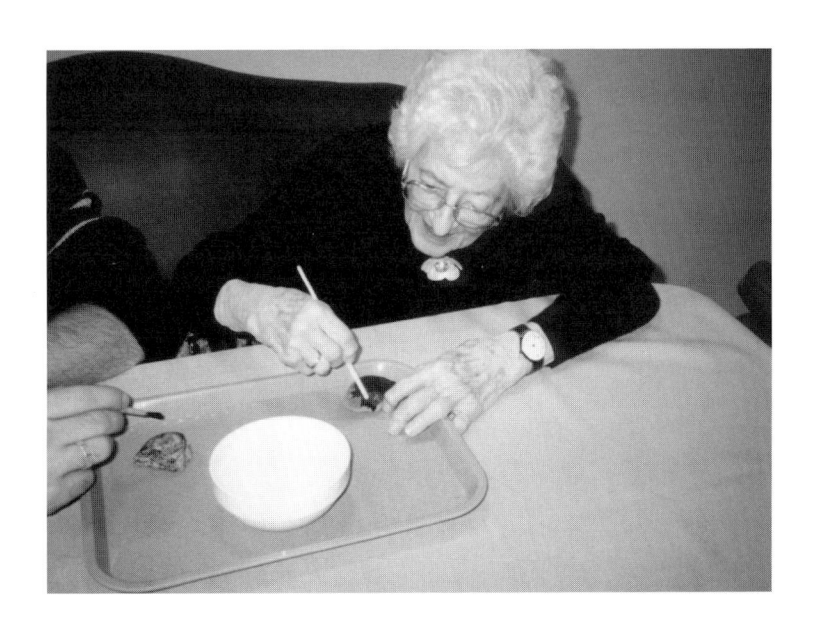

【注】アクティビティの間，クライアントが石の性質を意識するように，努めて声をかける．例えば，「見てください，きれいな色ですね」とか「石がどんなにザラザラか（またはツルツルか）さわってみましょう」等と言うのがよい．これが感覚刺激となって，クライアントが適切な社会的行動を示すことができるようになる．

応用課題

石を水で濡らすのと同じ筆の動かし方で，水彩絵の具を用いて，いろいろな形の線画の内側に色を塗ってもらう．

水平方向への拡大プログラム

筆で水を塗るときと同じ手の動作で，小さな綿棒を使って植物の葉のほこりを落として，葉を「磨く」方法をクライアントに示す．

色鉛筆を使って，一回ごとに左から右へ一方向だけ手を動かし，紙に書かれた図形の内側を塗ってもらう．

垂直方向への拡大プログラム

下方拡張

クライアントが小さな絵筆をつかんだり，石を見たりすることが困難な場合，大きな石と大きな絵筆を使う．より障害が重いクライアントには，単に他の人が石を水でぬらすのを見てもらうことでもよい．

上方拡張

もっと小さな石やもっと小さな絵筆を使い，作業の難易度を高めることができる．小さな絵筆を使いより大きな石に水を塗れば，作業を完了するのに多くの時間が必要となり，結果として作業に必要な集中力を持続させる訓練になる．

クライアントの部屋の玄関にかける表札がわりの木の看板や，家の外に設置する巣箱などに色を塗ってもらう．

問題と解決法

問　クライアントが絵筆を握れない．

解　もっと太い柄の絵筆を使う．

問　クライアントは石を水でぬらし始めるが，最後まで水を塗らない．

解　一度にアクティビティの1つの要素だけに焦点を向ける（例えば，一度に一塗りだけし，1回塗るごとに次の指示を出す．）

解　石の片面の一部だけ残して，ほとんど水を塗っておく．そして最後に，クライアントに完成させるように誘いかける．

アクティビティ4　砂に書く文字

目　的

- ☐ 文字のなぞり書きへの導入をする．
- ☐ 書字に必要な動きを訓練し上達させる．
- ☐ 手と目の協調としての巧緻動作と，粗大運動の技能を向上させる．

教　材

- ☐ 砂や，砂のかわりになる素材を薄く敷き詰めた，縁の深さが少なくとも 2.5 cm 以上のトレー1つ
- ☐ 砂を敷いたトレーからこぼれる砂を受けるための，ひと回り大きいトレー
- ☐ 鉄筆や釘などのように硬くて先のとがった，砂に字を書く道具
- ☐ かたかなで名前が書いてある，ラミネートされたカード
- ☐ 手をぬぐう布1枚

準　備

1. 砂を入れたトレーと鉄筆をクライアントの前に置く．
2. クライアントの利き手の側に一番目のカードを置く．

教　示

1. クライアントに一番目のカード（通常課題を提示する人の名前）を見せる．
2. クライアントにその名前を読むように言う．
3. 鉄筆で砂に穴を空けるように点を打って見せ，名前の一文字目を大まかに形作る（最初のうちはブロック体を用いる．筆記体は後で用いる）．
4. クライアントに，砂に点を打って名前の二文字目を形作るように，誘いかける．
5. 同様に残りの文字も作るように促す．
6. 次に一文字目を形作っている点をつなげて，文字をより完全な形にしてみせる．
7. 名前の二文字目以降の点を同様につなぐようにクライアントを誘う．
8. 布を使って手についた砂を取り除くようにクライアントに言う．

必ず最初に，あなたが布を使って見せること．

応用課題

砂にクライアントの名前や家族の名前を書いてもらう．

他の単語や図形を書く．

水平方向への拡大プログラム

砂に文字を書くだけでなく，その字で始まる物を見つけ，その品物と名前の頭文字のマッチングをしてもらう．例えば，「T」という文字については「toothpaste（チューブ入りの歯磨き剤）」を見つけさせる．「S」という文字については「seashell（貝殻）」を見つけさせる．

垂直方向への拡大プログラム

下方拡張

クライアントが鉄筆を握れなかったり使えなかったりする場合，文字の認知ができているかどうかを確かめる．もし文字が認知できるなら，そのクライアントの指示を受けて文字を書いてくれる別の人（職員，ボランティア，他のクライアント）とペアにして，課題を行う．

点を打ったり点をつないだりするのに鉄筆ではなく指を使ってもよい．ただし，作業の一段階ごとに指をきれいにさせること．

上方拡張

ちょうど砂を敷いたトレーに文字を書くように，紙に点を打って文字の大まかな形をつくり，クライアントにペンか鉛筆かサインペンで点をつないで線を引いてもらう．これは，書字訓練につなげることができる．

問題と解決法

問　クライアントにはカードが読みにくい．

解　文字をクライアントに十分見える大きさにする．

問　クライアントがテーブルの上や自分の体に，砂をばらまいてしまう．

解　砂を敷いたトレーは取り除く．かわりに，サンドペーパーを文字の形に切り抜き，それを板か厚紙に貼り，クライアントにはサンドペーパーの文字の形を指でたどってもらう（サンドペーパーの文字は，モンテッソーリ・スクールの教室での標準的な教材であり，つくることもできるし，モンテッソーリの教材の供給業者から買うこともできる）．
〈教材は自作することが原則であるが，購入を希望する場合は日本では学習研究社がモンテッソーリ教育用の教材を扱っている．〉

アクティビティ5　紙を破る

目 的
- [ ] はさみ等の道具を使う準備として，物品の操作を促す．

教 材
- [ ] トレー1つ
- [ ] 縦20 cm，横2.5 cmの帯状の無地の紙
- [ ] ボウル，またはかご
- [ ] 大きい箱1つ

準 備
1. ボウルと何枚かの帯状の紙をトレーにのせる．
2. ボウルと紙をのせたトレーをクライアントの前に置く．

教 示
1. 帯状の紙を1枚取り，紙の端から約2.5 cmのところを破って取る．
2. 破って取った紙をボウルに入れる．
3. さらに2，3切れを破って取り，次に，残りの部分も破って小さくちぎるようにクライアントに誘いかける．
4. クライアントが紙を最後まで破ったら，ボウルにたまった紙切れを箱に移してみせる．
5. もっと紙を破るようにクライアントに誘いかける．

応用課題
色画用紙などのように，いろいろな色の紙を使う．
紙にどこを破るかを示す線を引いておく．

水平方向への拡大プログラム
22×28 cmの紙を，2.5 cm幅に破って帯状の紙を作る．

垂直方向への拡大プログラム
下方拡張
帯状の紙の破るべきところにミシン目を入れる．

上方拡張

クライアントにバナナの皮をむいたり，ファスナーを開けたり閉めたりしてもらう．

問題と解決法

問　紙を持って破ることがクライアントには難しい．

解　クライアントが破るときにあなたが紙を持ってあげる．逆に彼らに紙を持たせて破ってあげたりしてみる．

アクティビティ6　はさみで切る

目　的

- □ 手と目の協調運動を促進する
- □ 粗大運動と巧緻動作の技能を改善させる．
- □ 道具を使う練習をする．

教　材　（次頁図参照）

- □ トレー1つ
- □ 2.5×15 cm の帯状紙に，2.5 cm 間隔で垂直に区切る太い線を引いたもの5枚(A)
- □ 2.5×15 cm の帯状紙に，2.5 cm 間隔で垂直に区切る細い線を引いたもの5枚(B)
- □ 2.5×15 cm の帯状紙に，2.5 cm 間隔で斜めに区切る太い線を引いたもの5枚(C)
- □ 2.5×15 cm の帯状紙に，2.5 cm 間隔で斜めに区切る細い線を引いたもの5枚(D)
- □ ボウル1つ
- □ 安全なはさみ2つ

準　備

1. 垂直に太い線を引いた帯状紙を取り出す．
2. ボウルとはさみ2つをのせたトレーにその紙を置く．

教　示

1. 紙の最も右側の線の途中まではさみを入れ，線に沿ってはさみで切るところをクライアントに見せる．
2. 残った線の最後まで紙を切り，切り取った正方形の紙をボウルに落としてみせる．

3．他の線も同じようにはさみで切ってみるように，クライアントを誘う．

　　切り取った正方形の紙がボウルの中に落ちるように，紙がボウルの上で保持されているかを確認する．

4．最初の紙を切り終わったら，別の紙を切ってみるようにクライアントに言う．

　　最初の作業が難しく，うまく切ることができなかったら，線の太さと向きが同じ紙をもう1枚切ってみるように，クライアントを促す．

5．最初の紙をうまく切り終えたら，より難しい紙を切るようにクライアントを誘う．

　　課題は最も容易なものから難しいものへ並べると，太い垂直の線，細い垂直の線，太い斜めの線，細い斜めの線，最後に太い曲線，細い曲線という順番になる．

6．作業が終わったら，紙のくずをボウルに入れるのをクライアントに手伝ってもらう．

応用課題

円，正方形，長方形，三角形などを含む幾何学図形を切り取るようにクライアントに誘いかける．また切り取ったこれらの図形を，色画用紙などに貼り付けてもらい，絵や顔の形をつくってもらう．

【応用課題の例】

前の課題で破った紙を「3」に，はさみで切った紙を「月」に貼って，カレンダーに使う．

【切る線を示した帯状紙】

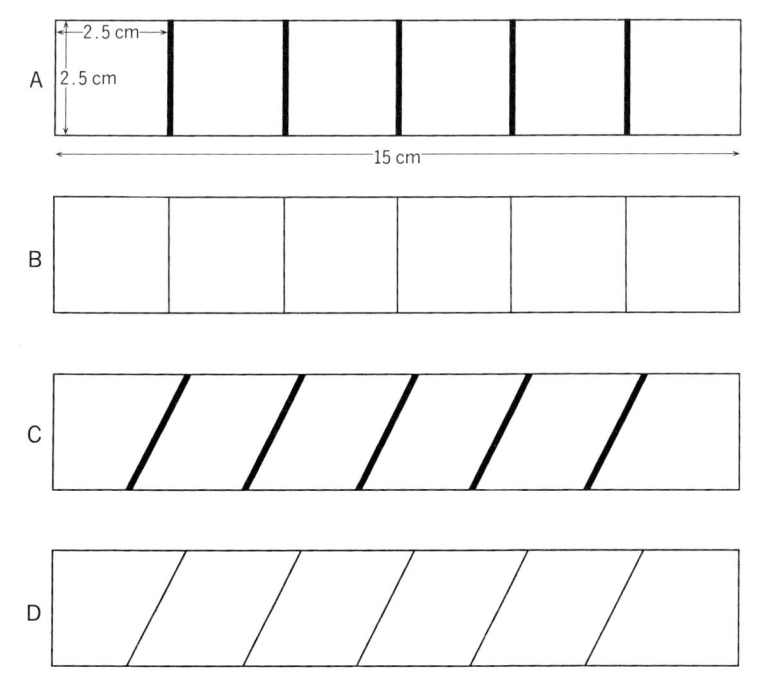

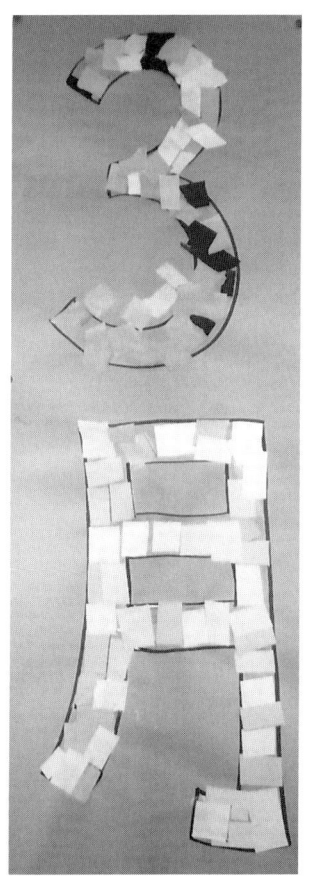

A：2.5 cm × 2.5 cm，15 cm（太い垂直線）

B（細い垂直線）

C（太い斜めの線）

D（細い斜めの線）

水平方向への拡大プログラム
クライアントに折り込み広告などの割引券を切り取ってもらう．

垂直方向への拡大プログラム
下方拡張
課題を簡単にするためには，線にミシン目を付けたり，線をもっと太くする．

紙の帯を短くして，それぞれの帯を切る回数を減らしてみる．

はさみを持つこと自体に問題があるなら，下方拡張として，前に記述した紙を破るアクティビティに戻る．

上方拡張
太い渦巻き線と細い渦巻き線を切ることに挑戦する．

クライアントに雑誌から写真を切り取ってもらう．

問題と解決法
問　クライアントがきちんと線に沿って切ることができない．

解　一度指で線をなぞってから切ってみせて，クライアントをあらためて指導する．

問　クライアントには線が見えにくい．

解　もっと太い線を引く．

問　クライアントがはさみを使うことができない．

解　線に沿って紙を破ってもらう．

6 周辺環境の手入れや世話

　これらのアクティビティは，クライアントが生活環境に働きかける機会を増やし，また身の回りの物品の手入れをする責任をもたせるように工夫されている．

アクティビティ1　フラワーアレンジメント

目　的
- [ ] 美的感覚と秩序感覚を育てる．
- [ ] 身の回りの物の世話をすることへの関心を高める．
- [ ] 視覚弁別に必要な技能を高める．
- [ ] 社会的な相互作用を促す．

教　材
- [ ] トレー1つ
- [ ] かご
- [ ] いろいろな造花（色と大きさがさまざまなもの）
- [ ] 花の茎を差して固定するために，かごの底に入れる発泡スチロール，または似たような素材（オアシス〈花を固定する緑色のスポンジ様のもの〉など）

準　備
1. クライアントに生けてもらう造花を選ぶ．
2. アレンジの完成した状態を見せるために，選んだすべての花をかごに生けておく．

教　示
1. トレーにのせたアレンジフラワーをクライアントの前に置く．
2. 花がとても色鮮やかで美しいとクライアントに話しかける．
3. クライアントから，花についての言語または非言語反応（例えば，どの色が好きかとか，どれがいちばん美しいとか）を引きだすように努める．

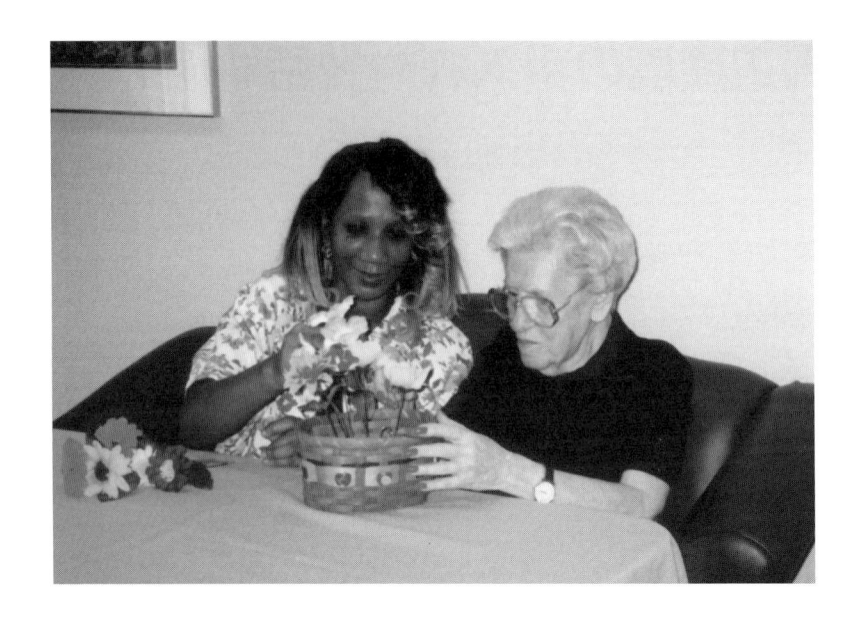

4．かごから花を1本ずつ抜いて，トレーの上に出す．
5．すべての花を取り出し終わったら，今度は花を1本かごに差し込む作業をしてみせる．
6．残りの花を生けるようにクライアントに誘いかける．もし必要なら介助を行う．

【注】作業の間，クライアントと花の美しさについて話し合うと効果的である．

応用課題

花をもっと増やしたり，クライアントにいくつものアレンジフラワーをつくってもらったりする．

先に花を選んでおかずに，クライアントに生けたい花を選んでもらう．

水平方向への拡大課題

生花と花瓶を使う．クライアントに花の香りをかいでもらい，いろいろな香りについて話すことで，この活動にさらに感覚要素を付け加えることができる．

垂直方向への拡大課題

下方拡張

クライアントがかごに花を差し込むことが出来ない場合は，花を手に取って渡す作業だけをしてもらい，あなたがかごに花を差し込むようにする．

花をトレーから取り上げたり持ったりするのも困難な場合，あなたが自分で花を生けながら，クライアントと花について話し合う．

上方拡張

アレンジに使用する花の写真や名前が書かれたカードを準備し，花とカードのマッチングを行う．

他に可能な課題としては，ガーデニングや，種をまく，あるいは花を摘んでから生けるという作業がある．また，グループ訓練の中でガーデニングの道具を紹介するとか，剪定作業や水やりのために植物を室内に入れたりすることも含まれる．

問題と解決法

問　花がかごの外に落ちてしまう．

解　かごに花を固定するための素材（発泡スチロールなど）の強さが十分でない．素材は花を支えるのには十分な強さをもち，なおかつクライアントが花を差し込めないほど硬くはないことが必要である．

解　クライアントが花を差し込みやすくするために，素材に差し込み用の穴をあけ，穴の周りにわかりやすく色付けしておく．

アクティビティ2　植物の水やり

目　的

- □ 動作の協調性を増進する．
- □ 身の回りのものの世話をすることに気付かせる．

教　材

- □ トレー1つ
- □ 水の入った小さい水差し
- □ 7.5×7.5 cmのタオル
- □ 小さな鉢植えの植物を数鉢

準　備

1．水差しに水を半分入れる．

2．トレーに鉢植えの植物を並べ，水差しを置く．

教　示

1. クライアントの前にトレーを置く．
2. クライアントの利き手と同じ側の手で水差しの取っ手を握る．
3. もう片方の手で水差しの底を支える．
4. ゆっくりと水差しを傾け，土がちょうど湿るくらいの量の水を注ぐ．
    水の量は土を湿らせるだけの量とし，クライアントが植物に水をやりすぎないようにすることが大切である．
5. クライアントに湿った土を見せる．
6. 注ぐ途中でこぼれた水はタオルで拭き取る．
7. 水差しをトレーに戻す．
8. トレーに置くときに水差しもきれいに拭く．
9. タオルをたたみトレーに置く．
10. 残りの鉢植えに，何鉢でも水やりするように，クライアントに誘いかける．
11. こぼれた水を拭き取る作業も課題の一部なので，確実に行うようにクライアントを促す．
12. 作業が終わったら，水差しとタオルをトレーの元の位置に戻すように言う．

応用課題

たくさんの植物に水やりをする．
クライアントに特定の植物の世話をする役目を与える．

水平方向への拡大プログラム

小さなコップや茶碗に飲み物を注いでもらったり，コーヒーにミルクを入れてもらったりする．

垂直方向への拡大プログラム

下方拡張

クライアントが初めに用意した水差しを使えない場合，より小さな水差しを使ったり，小さな茶碗やコップで代用したりする．

上方拡張

ピンセット把握ができるなら，クライアントに目薬の容器を使って液体肥料を投与してもらう．あるいは，先が細い形の固形肥料を土に押し込んでもらう（クライアントが肥料を食物と混同しないように気をつけること）．

問題と解決法

問　クライアントが植物に水を与えた後で，土に乾いているところがある．

解　乾いている部分を指で示して，指摘する．そこに正確に水を注ぐように彼らに指示する．

問　水が鉢からこぼれる．

解　あらかじめ必要な水の量を測っておくことで解決する．

アクティビティ3　テーブルセッティング

目　的

- [ ] 巧緻動作と粗大運動を共に改善する．
- [ ] 手と目の協調運動を改善させる．
- [ ] 食卓に食器を準備したり，それを認知したりするために必要な技能を高める．

教　材

- [ ] トレー1つ
- [ ] 色紙
- [ ] 透明な密着シート
- [ ] プラスティックの食器セット一人分

　　　食器セットは，（主菜用の大きい）皿，フォーク，ナイフ，スプーン，飲み物用のコップとする．

- [ ] 糊
- [ ] 食器セットを入れておくかご

準　備

1．食器セットの一つひとつの器具の形を，それぞれ違う色の紙で切り抜く．

2．食器が食卓での正しい配置になるように，色紙で切り抜いた形をトレーに貼り付ける．

3．トレー全体を透明な密着シートで覆う．

4．プラスティックの食器セットをかごに入れ，トレーの隣にかごを置く．

教 示

1. トレーとかごをクライアントの前に置く．
2. 食器セットをクライアントに見せる．
3. かごからフォークをとりだし，トレー上のフォークの形に切り抜いた色紙と，実際のフォークの形が同じであることを，比較して確認させる．
4. トレー上のフォークの型の上にフォークを置く．
5. 残りの食器を1つずつ渡し，食器セットをすべて並べ終えるように誘いかける．
    トレー上に左から右に向かって順に食器を並べていくように，クライアントを励まします．
6. 作業が終わったら，元のかごに食器を戻すのを手伝うようにクライアントに誘いかける．

応用課題

プラスティック製の食器の代わりに，本物の銀器を使うと，課題に美的な感覚刺激を加えることができる．ただし，本物の銀器は鋭利でけがをする可能性があるので，使うときはクライアントを注意深く見守ること．

水平方向への拡大プログラム

かごにいっぱいの台所用品をクライアントにそれぞれ分類してもらう（たとえば，フォークを1つの場所に入れ，スプーンは別の場所に入れる等）．

垂直方向への拡大プログラム

下方拡張

1つか2つの食器を残して，他の食器はすべて型紙の上に並べてから，クライアントに残りを置くように誘いかける．

彼らが食器を持てない場合は，どこに食器を置くかをことばか指さしによって指示してもらう．

上方拡張

型紙を置いてないトレーでこの課題を行う．

クライアントがこのアクティビティを習得したら，実際にテーブルに食器をセットさせる．

問題と解決法

問　クライアントが食器を間違った位置に置いてしまう．

解 クライアントに型紙と食器をもっとよく見るように促し，両方の形が合っているかをたずねる．形が違うと答えたら，食器にぴったり合う型紙を見つけるように励ます．クライアントが形が合っていると言ったら，もう一度同じ質問を繰り返す．再び合っていると答えるようであれば，クライアントが視覚に障害をもっているのか，あるいは食器の形，または食器そのものの認知ができないのかを確認する．クライアントの誤りを訂正しないこと（ただし，クライアント自身が自己修正するのはかまわない）．

アクティビティ4　金属製品を磨く

目 的
- [ ] 巧緻動作と粗大運動の能力を伸ばす．
- [ ] 手と目の協調を改善し，次々と動作を行うことができるようにする．
- [ ] 周囲に働きかける活動に直接的なフィードバックを与える．

教 材
- [ ] トレー1つ
- [ ] 磨く対象となる銀か真鍮の金属製品
- [ ] 光沢剤を金属製品に塗るための小さいブラシ
- [ ] 歯磨き剤（光沢剤として使う）
- [ ] 小さなボウル
- [ ] 7.5×7.5cmの木綿のふきん

準 備
1. クライアントの前にトレーを置く．
2. 金属製品，ふきん，小さいブラシをクライアントの前のトレーにのせる．
3. クライアントの利き手の側に小さなボウルと歯磨き剤を置く．

教 示
1. クライアントに金属製品を見せる．
2. 歯磨き剤を小さなボウルに搾り出してみせる．
3. 同じようにして少量の歯磨き剤をボウルに搾り出すように，クライアントを誘う．

4．ブラシを手にとり，ボウルの中の歯磨き剤をつける．

5．歯磨き剤を小さいブラシで金属製品に塗ってみせる．

6．クライアントにブラシを使って歯磨き剤を金属製品に塗るように誘いかける．

7．歯磨き剤を塗ったら，ふきんを用いて，小さく円を描くように金属製品を磨いてみせる．

8．クライアントに今度はふきんを用いて金属製品を磨くように誘いかける．

9．金属を磨くにつれて，木綿のふきんが汚れるのをクライアントに見せる．

10．金属製品の別の部分にも歯磨き剤を塗って磨くようにクライアントに働きかける．

クライアントが金属を磨いている間に，もう一度教示を行う必要があるかもしれない．これまでのステップを繰り返すとよいであろう．

11．磨く作業が完了したら，ブラシ，小さなボウル，ふきんをトレーに戻すようにクライアントを促す．

応用課題
同じ作業を別の種類の金属製品を使って行う．

水平方向への拡大プログラム
クライアントが木材やテーブルの表面を磨くのもよい．

垂直方向への拡大プログラム
下方拡張
一部分を残して金属をあらかじめ磨いておき，クライアントがその小さい部分について作業するだけで製品が完全にきれいになるようにする．

クライアントにどこに歯磨き剤を塗るかを指示してもらい，いつ磨くのをやめるかを言ってもらうようにして，実際にはあなたが磨く．

上方拡張
銀製の皿や大皿など，もっと大きな金属製品を使う．

真鍮製の建具金物や水道蛇口，その他周囲にある金属製品を磨くのもよい．

問題と解決法
問　クライアントが複数の段階がある手順についていくことができない．

解　クライアントが課題の1つの部分に集中するだけでよいように課題を分解する．例えば，歯磨き剤を塗ってもらうだけにしたり，金属製品を磨くことだけに集中してもらったりする．

- 問 クライアントの視覚に問題がある．あるいはまた，作業内容を十分に理解できない．
- 解 磨く金属製品をより小さくしたり，金属製品の磨くべき部分を線で囲んで明確にしたりする．
- 問 クライアントが巧緻動作機能に問題を抱えている．
- 解 クライアントにもっと大きなブラシを使わせ，粗大運動能力を刺激し発揮させる．
- 解 そのクライアントに，他の人が磨く作業をしている間，歯磨き剤を搾る役目を与える．そして，どこに歯磨き剤を塗るか，いつ磨くのをやめるのかを決めてもらう．

アクティビティ5 鏡を磨く

目 的
- ☐ 巧緻動作と粗大運動双方の能力と，手と目の協調を改善させる．
- ☐ ADLの訓練をする．

教 材
- ☐ トレー1つ
- ☐ 手鏡1つ（鏡面は直径10～15 cmくらいがよい）
- ☐ 小さくやわらかい布1枚
- ☐ ポンプ式の霧吹き1つ

   霧吹きは透明でラベルがないものにし，水にキャップ1杯分の酢を加えておく．

準 備
1. 汚れた鏡，または曇った鏡を用意する．
2. すべての教材をトレーにきちんと並べる．

教 示
1. 鏡を取り上げてのぞき込む．
2. 鏡が汚れていることを，クライアントに知らせる．
3. クライアントに鏡を見るように言う．

4．曇りや汚れがどこにあるか，たずねる．
5．次に霧吹きをとり，ゆっくりと鏡の半分に霧を吹く．
6．2本の指でふきんを持ち，小さな円を描くように動かして霧を吹いた部分の鏡をきれいにする．
7．同じようにして鏡の残った面もきれいにしてみるようにクライアントに誘いかける．

　　霧吹きのノズルを，クライアントが見落とす可能性がある．混乱を避けるために，ノズルの先がクライアント自身の方に向かないようにして，霧吹きを手渡す．

　　クライアントが霧吹きを持っているときは，常にノズルの位置に注意すること．噴霧の方向を示すために濃い色の矢印をノズルの上に必ず付けておくようにする．

8．クライアントに鏡をよく見るように言い，鏡を磨いてどのように変わったかを聞いてみる．

応用課題

さまざまな鏡を使う．クライアントの部屋に磨くことのできる鏡がないか，調べる．

水平方向への拡大プログラム

クライアントに読書用の眼鏡を磨いてもらう．

垂直方向への拡大プログラム

下方拡張

クライアントが鏡を持つことができない場合は，鏡を平らに置く．

ポンプ式の霧吹きをクライアントが使えないとき，あなたがかわりに噴霧する．クライアントにどこに洗剤を吹きつけるかを指示してもらい，その後彼らに洗剤を拭き取ってもらう．

上方拡張

窓やその他の身の回りにあるものをきれいにしてもらう．

問題と解決法

問　クライアントが鏡を十分にきれいにせず，磨き方にむらがあり，鏡がまだ汚い．

解　布で鏡をさらに数回こすってみるようにクライアントに働きかける．

7 身のまわりのケアを自分でする

　これらのアクティビティは，ADL 要素の一つである，更衣整容動作への導入に相当する．衣服をたたんだり掛けたりする作業は，多くの認知症患者が慣れており，残存能力を発揮できる領域である．しかし，家や施設の中では多くの場合，自分の身の回りのことを自分でする機会がない．したがって重要なことは，ここに紹介するアクティビティは，彼らが自分の身繕いをする始まりにすぎないということである．自分で服を着たり，歯を磨いたり，髪をとかしたりするなどの生活動作は，モンテッソーリ・スクールで通常子供に教えられているものである．そしてまた，このマニュアルの「はじめに」で述べたような原理を使って，認知症の高齢者にも同様に再び身につけてもらうことができるのを思い起こすことが大切である．

アクティビティ 1　衣服をたたむ

目　的
- [ ] 巧緻動作と粗大運動の技能を高める．
- [ ] 手と目の協調性を高める．
- [ ] 秩序感覚と自立心を与える．

教　材
- [ ] トレー 2 つ
- [ ] 子供用のズボン 3 本
- [ ] 子供用の長袖シャツ 3 枚

準　備
1. ズボンを平らに広げ，腰の部分を重ねて一番目のトレーに置く．
2. 二番目のトレーに同じようにしてシャツを並べる．

教 示

1．最初に両手でズボンのウエストの部分を持ち上げ，ズボンのたたみ方を見せる．
2．まずズボンを縦に半分にたたみ，トレーに置く．
3．ズボンの脚のウエストから裾までを半分にたたんでみせ，さらに半分にたたむ．
4．完全にたたんだズボンがどのように見えるかをクライアントに示す．
5．クライアントにズボンをたたんでみるように誘いかける．
　　作業をしながら，衣服について話し合う．衣服をたたんだり，タンスにしまったりするかどうか，クライアントにたずねる．
6．もう1枚のズボンをたたんでみるかどうかを，クライアントにたずねる．
7．次にシャツをたたむ作業をしてみせる．
8．シャツをたたむようにクライアントに誘いかける．
9．作業が終了したら，衣服を片づけるのを手伝うように誘いかける．

応用課題

大人用の衣服をたたんだり，左右バラバラの靴下を組合わせたり，洗濯物を分類してたたんだり，タンスの引き出しに衣服を片づけたりしてみる．

水平方向への拡大プログラム

クライアントにふきん，タオル，シーツ，毛布などをたたんでもらう．

垂直方向への拡大プログラム

下方拡張

衣服の一部をたたんでおいて，クライアントに残りの部分をたたんでもらう．例えば，シャツの片方の袖をたたんでおいて，クライアントにもう片方の袖をたたんでもらうようにする．

作業を個々のステップに分割し，どの衣類についても1つのステップだけをしてもらい，他の部分はあなたがやり終えるようにする．

上方拡張

紙を折りたたむ作業を，折り紙の作品をつくる等の工芸の課題として用いる．

問題と解決法

問　1枚のシャツやズボンをたたむ作業の途中に，クライアントができない部分がある．

解	クライアントが問題を抱えるステップだけを切り離して，やってみせる．何枚かのズボンやシャツについて，そのステップの作業だけをクライアントにやってもらう．
問	クライアントが，視覚障害のためにシャツの襟ぐりがどこにあるかわからない．
解	襟ぐりの位置をクライアントに教える．襟ぐりの位置を手でさわって確認してもらってから，次のステップはどのようにするのか，クライアントにたずねる．
問	クライアントが作業ステップの順序を覚えられない．
解	おのおののズボンやシャツについて，一度に1つのステップだけを実行してもらい，指で示したり，実際にしてみせたり，言葉でヒントを出したりして，クライアントを指導する．

アクティビティ2　衣服をハンガーに掛ける

目的

- [ ] 自分の身の回りのケアを自分でし，自立する力を高める．
- [ ] 巧緻動作と粗大運動能力，そして手と目の協調性を改善する．
- [ ] 複数のステップがある訓練を提供する．

教材

- [ ] トレー1つ
- [ ] 衣服を掛ける移動式の室内物干し竿
- [ ] 子供用の上衣3着
- [ ] 子供用のズボン3本
- [ ] 子供サイズのズボン用ハンガー3つ
- [ ] 子供サイズの普通のハンガー3つ

準備

1. ズボン用のハンガーをトレーにのせる．
2. トレー上にズボンを平らに広げる．

教　示

1. クライアントの前にトレーを置き，ハンガーを掛けるための室内物干し竿を利き手側に置く．
2. ズボン用ハンガーのクリップの開け方を見せた後，クリップにズボンを挟んでみせる．
3. ズボンをつるしたハンガーを物干し竿に掛ける．
4. クライアントにズボン用ハンガーのクリップにズボンをつるすように，誘いかける．
5. ズボンをつるしたら，ハンガーを竿に掛けるように言う．
6. すべてのズボンを竿に掛けるまで，作業を続けるようにクライアントに言う．
   　　活動を行いながら，クライアントと衣服について話す．クライアントは作業に使ったような衣服が好きかどうか，または持っているかどうかなどをたずねる．
7. クライアントに，今度は上衣を掛けてみるかどうかをたずねる．
8. ハンガーに上衣をつるしてみせ，そのハンガーを竿に掛ける．
9. 残りの上衣をハンガーにつるすようにクライアントを誘う．

応用課題

クライアント自身のものを含む，普通サイズの衣類をハンガーに掛ける．

水平方向への拡大プログラム

シャツとズボンをハンガーに掛ける前に，釣り合いのとれたシャツとズボンの組合せを，クライアントに探してもらう．

垂直方向への拡大プログラム

下方拡張

クライアントに1つのステップだけやってもらう．例えば，ズボンをズボン用ハンガーにつるした後，クライアントに竿に掛けてもらう．

クライアントがズボンをズボン用ハンガーのクリップの間に挟むまで，あなたがクリップを開けたままで持っている．

ネクタイやスカーフなど簡単なものをハンガーに掛ける．

衣類を掛けた後もクライアントにハンガーが見えるように，タンクトップ等の衣服を使う．

上方拡張

セーターやコート等のような，より重い衣類を掛ける．

下駄箱に靴を並べる．

クライアントに各々自分のクローゼットの衣類を整理してもらう．

問題と解決法

問　クライアントがハンガーのクリップをうまく取り扱うことができない．

解　両手を使うように促す．

解　クライアントがズボンをクリップの間に挟み入れるまでの間，クリップを開いたままにしておいてあげる．

問　クライアントの視覚障害のため，衣服の襟ぐり部分をきちんと見つけてハンガーを通すことができない．

解　クライアントに服を手でさわってもらって，襟の部分を確認してもらい，ハンガーを通す正確な場所を教える．

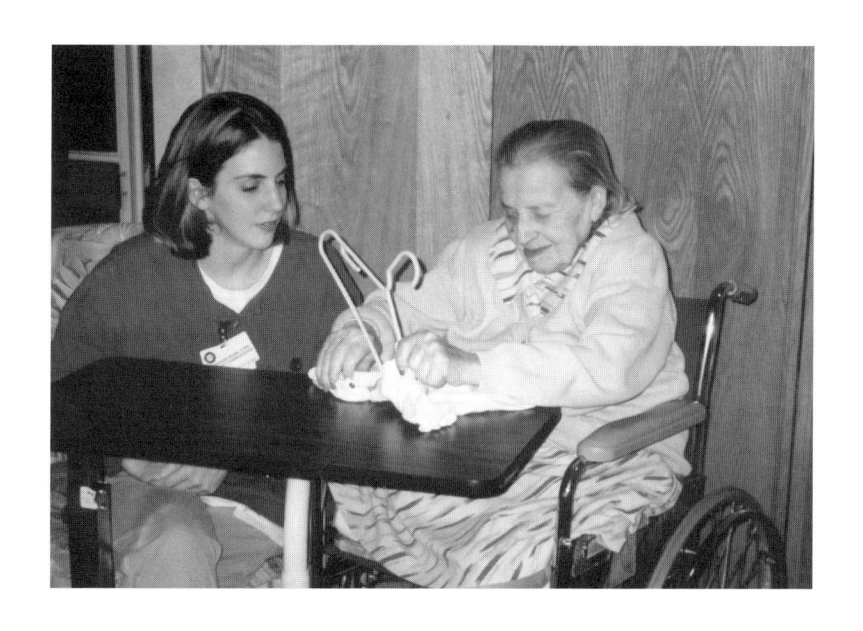

8 組合せのアクティビティ

　組合せのアクティビティでは，理解能力が発揮されたり，社会秩序の認識が表出されたりして，それらを測る重要な手段となる．組合せはさまざまな形式で行われ，非常に抽象的なものから具体的なものまで，広い範囲で，もの同士の結びつきが問われる．組合せの実際の方法は，2つの同じようなものを結びつけることである．また，対象を特定のカテゴリーに分類する方法もある．合うものどうしを見つける訓練は，認知機能のレベルに合わせて，広い範囲で行うことができる．認知症のプログラム作成において特に重要なことは，言語の表出がなくても組合せは行うことができるという事実である．

●第1群：形の組合せ●

アクティビティ1　形による分類

目 的

- □ 視覚認知を促し，基本的な形の名が言えるよう努める．
- □ 運動能力を改善させる．
- □ 関節可動域を拡大する．
- □ クライアントが一度にいくつの特徴や概念を処理できるかを測定する．

教 材

- □ トレー1つ
- □ 3つの円を描いた30×10 cmの見本図版．白い厚紙で作りラミネート加工する．
  　　3つの円の直径は，4 cm，6.5 cm，9 cmにする．小さい円が上に，中くらいの円が真ん中，大きい円が下になるように，縦に3つの円を等間隔で並べる．
- □ 上記と同じ寸法に切り抜いて作った円3つ．ラミネート加工しておく．
- □ 3つの正方形を描いた30×10 cmの見本図版．白い厚紙で作りラミネート加工する．

3つの正方形の1辺は，4 cm，6.5 cm，9 cm にする．小さい正方形が上に，中くらいの正方形が真ん中，大きい正方形が下になるように，縦に3つの正方形を等間隔で並べる．

☐ 上記と同じ寸法に切り抜いて作った正方形3つ．ラミネート加工しておく．

☐ 3つの三角形を描いた 30×10 cm の見本図版．白い厚紙で作りラミネート加工する．

　　　3つの三角形は，おのおのの1辺が4 cm，6.5 cm，9 cm の正三角形にする．小さい三角形が上に，中くらいの三角形が真ん中，大きい三角形が下になるように，縦に3つの三角形を等間隔で並べる．

☐ 上記と同じ寸法に切り抜いて作った三角形3つ．ラミネート加工しておく．

　すべての図形は同じ色にする．

☐ 教材を入れる容器

準　備

1．容器から教材を取り出し，クライアントから離して置く．
2．クライアントの利き手側に，円，正方形，三角形の見本図版を左から右に順番に並べる．

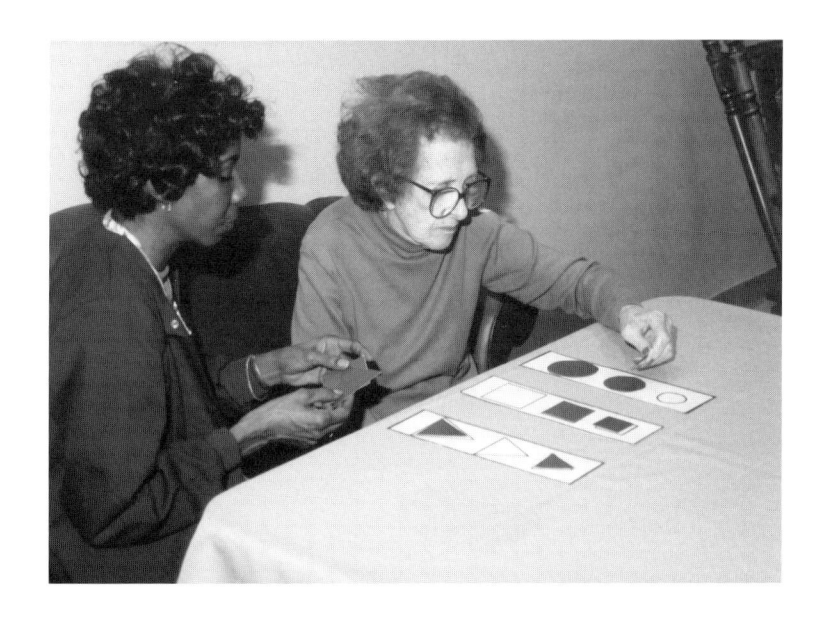

教　示

1．クライアントの図形の大きさを弁別する能力を調べる．3つの円がある見本図版を示して，「大きいものを指してください」「小さいものを指してください」「中くらいのものを指してください」などのように声をかけ，指さしてもらう．

2．次に図形の名が言えるかどうかを調べる．3種類の図形を1つずつ指しながら「この図形の名前を言ってください」のように問う．

　　クライアントが図形の名を想起できない場合，または言語表出が困難な場合，図形の名を言って聞かせ，その図形を指すようにしてもらう．

3．ゆっくりとした慎重な動きで，切り抜きの大きい正方形を取り出す．

4．大きい正方形と，見本図版上の正方形の輪郭を比較してみせる．

5．切り抜きの正方形を見本図版のそれに見合った輪郭のところに置く．

6．別の切り抜きを取り出し，同じように見本図版上の正しい位置に置くというステップをもう一度繰り返す．

7．クライアントに図形の切り抜きを一度に1つずつ渡し，図形をそれに見合った正しい輪郭のところにきちんと置くように誘いかける．

8．すべての図形が適切な位置に振り分けられるまでこれらのステップを繰り返す．

　　クライアントが図形を正しく合わせることができない場合，見本図版に切り抜き図形を正しく置く手順を実際にやってみせる．

9．クライアントに「大きい正方形」を容器に戻すように言う．

　　すべての図形を元の容器に戻すまで，「大きい〜」「小さい〜」など大きさと形を指示しながら，容器に戻すように言う．

応用課題

　図形を異なる色で作る．すると図形を戻すときに，「中くらいの赤い正方形をとって下さい」などのように，3つの属性によって図形を限定することができる．

水平方向への拡大プログラム

　長方形やひし形や楕円など，一般によく認知されている図形を描いた見本図版と，それに対応する切り抜き図形をつくる．

垂直方向への拡大プログラム

下方拡張

　クライアントがアクティビティを完了することができない場合は，一度に1種類の図形だけを用いる方がよい．

　アクティビティを簡単にする別の方法は，図形の大きさを，3種類ではなく2種類（大きいと小さい）だけにする．

上方拡張

　対象となる図形を表現する，実物や写真をクライアントに提示する．例えば，円を表

すための丸い時計などである．見本図版に描かれた図形と同じ形の，身のまわりにあるものや身につけているものを指すようにクライアントに指示する．さらに，異なる大きさの物品の写真を分類することもできる．

問題と解決法

問　三角形は識別するが正方形と円は混同するというように，一つの図形しか認識できないクライアントがいる．

解　クライアントがきちんと認識できる図形を使ってアクティビティを行う．クライアントが一番目の図形について習熟したら，二番目の図形を追加する．はじめの2つの図形を習熟したら，三番目を導入する．

解　クライアントが図形を認識したり名前を言ったりできない場合，見本図版の下に，「三角形」などのような，ラベルをつける必要があるかもしれない．

アクティビティ2　顔をつくる

目　的

- □ 顔の各部分を同定し，適切な位置に合わせる訓練をする．
- □ 手と目の協調，巧緻動作と粗大運動の能力を高める．
- □ 距離や位置の感覚，全体と部分の同定能力を改善させる．

教　材

- □ 目，鼻，口が別々のパーツに含まれるように，3つに分割した顔の写真2枚．写真は，各パーツの形に合わせて切った厚紙を貼って補強しておく．
- □ 手がかりとして顔の輪郭を示した20×28 cmの見本図版2つ（写真参照）

教　示

1．一番目の顔の見本図版とパーツをとり，見本図版の適切な位置に目の部分の写真を置く．
2．残りの鼻と口のパーツについても同様に置く．
3．一番目の見本図版と顔のパーツを片づける．
4．クライアントの前に二番目の見本図版を置き，その輪郭に合う目のパーツをクライアントに手渡す．
5．クライアントが目のパーツを見本図版の上に自発的に置かない場合，それをどこ

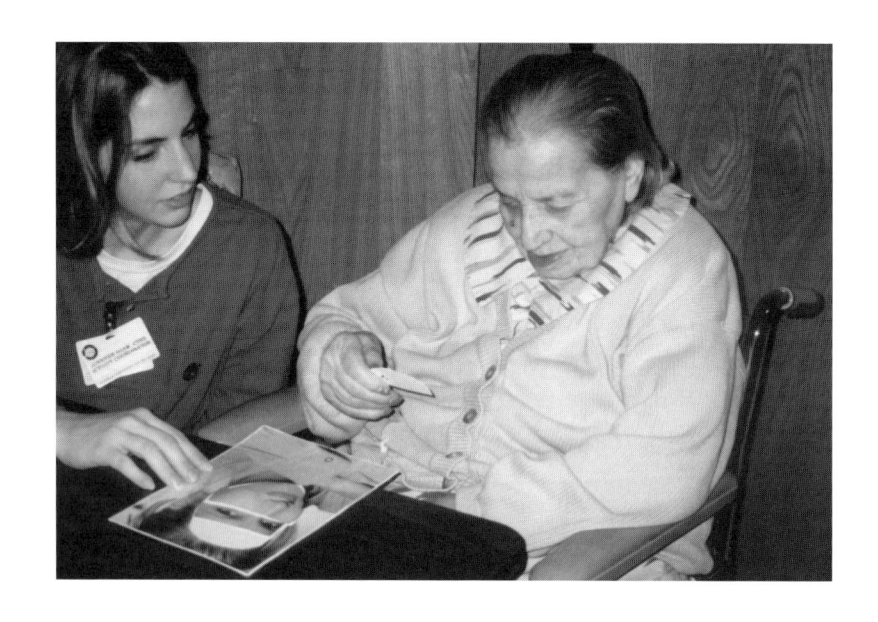

に置けばよいかたずねる.

　　必要なら，目のパーツと見本図版の目を置く位置とを指でさし，クライアントを促す.
6. 鼻と口の部分についても同じ過程を繰り返して行う.
7. 終わったら，別の顔でもう一度やってみるかどうかをクライアントにたずねる.

応用課題

　別の新たな顔写真を同じように切って使う．また，顔のパーツを違う順番（例えば口，目，鼻）でクライアントに手渡す．パズルがクライアントの家族や友達の顔であれば，解答しやすくなる．

水平方向への拡大プログラム

　身体部位についても同じようなアプローチができる．ペットや家の写真，その他にもクライアントが慣れ親しんでいたり興味を持ったりしている物の写真から，似たようなパズルをつくるのもよい．

垂直方向への拡大プログラム

下方拡張

　一番目のパズルのピース，あるいは一番目と二番目の両方のピースを見本図版上に並べておいて，パズルを完成するようにクライアントに誘いかける．クライアントが写真を手でつかめない場合は，ピースをどこに置くかを，ことばか指さしで表現してもらう．

それに従ってあなたがパズルのピースを配置するとよい．また，見本図版の上部に「目」，真ん中に「鼻」，下部に「口」というように，手がかりとなるラベルをつける必要があるかもしれない．

上方拡張

一度にすべてのピースをかごに入れてクライアントに提示し，最初に作業を行うピースを選んでもらう．また，写真で示したように，顔をもっと多くの部分に分解し，いくつかのピースをジグソーパズルのような形にして，パズルを難しくするのもよい．

パズルにするために，クライアントの部屋や，近くにある特徴のある建物，その他の慣れ親しんでいる場所の写真を撮るとよい．

問題と解決法

問　クライアントは視覚障害がある．

解　あなたが自分の目，鼻，口を指さして，それが何かをたずねる．別の方法は，課題のピースをもっと大きく作る．必要なら，写真をことばで説明し，それを顔の上部，真ん中，下部のどこに置けばよいかをクライアントにたずね，ことばで答えてもらう．

問　クライアントが複数のステップがある指示についていけない．

解　課題を分解し，一度に顔の1つの部分にだけ注目させる．

問　クライアントが空間認知的な問題を持っている．

解　見本図版上に，顔のピースを置く位置の輪郭を描く．

●第2群：物の組合せ●

アクティビティ1　工具箱の分類

これは，本来は男性のために考案された分類課題であるが，女性もこれらの教材を用いることができる．しかしながら，社会集団の構成者が高齢であるほど，教材となる物品やアクティビティの多くが，男性用または女性用とみなされる．男性の高齢者に適した教材を見つけることはあまり簡単ではないので，われわれは，これをマッチングの実例として用いている．女性の高齢者を主な対象とした他の課題は，このアクティビティの「応用課題」のセクションに記載されている．

目　的

- [ ] 対象物を同定し概念化する訓練を提供する．
- [ ] 長期記憶を呼び起こす．
- [ ] 物を握る訓練をする．
- [ ] 関節可動域を拡大する．
- [ ] 意志決定能力を育成する．

教　材

- [ ] トレー1つ
- [ ] 分類する教材を全部入れるのに十分ではあるが，少し小さめの道具箱
- [ ] 「工具箱に入っている物」と「工具箱に入ってない物」と書かれた5×15 cmのカード2枚

　　　カードは，ゴシック体か明朝体で，48ポイントか100ポイントの活字を使って印刷する．

- [ ] 通常工具箱に入っている物4つ

　　　例えば，ドライバー，モンキーレンチ，巻き尺，ソケットレンチ，ソケット，金槌などが含まれる．

- [ ] 通常工具箱に入っていない物4つ

　　　工具箱に入ってない物の例は，ネクタイ，靴べら，プラスティックの造花，犬の首輪などである．

- [ ] 工具箱に入っている物4つをすべて入れられる大きさの工具箱
- [ ] 葉巻きを入れる箱など，二番目の容器．工具箱に入れないと判断されたものを入れる．

準　備

1. カードを1枚ずつクライアントの前のテーブルにおき，声に出して読むように言う．
2. ふたを開けた工具箱を「工具箱に入っている物」と書かれたカードの向う側に置く．
3. ふたを開けた二番目の容器を「工具箱に入ってない物」と書かれたカードの向う側に置く．
4. トレーにのせた分類する物品をクライアントに見せるために，あなたの近くに置く．

教　示

1. クライアントにそれぞれのカードを声に出して読むように言う．
2. これから，通常工具箱に入っている物と入っていない物を見せると，クライアントに知らせる．
3. 準備した物品の1つをクライアントに手渡し，それが工具箱に入っているものかどうかをたずねる．
4. 工具箱に入っている物であれば，工具箱に入れるようにクライアントに指示する．
5. それが工具箱に入っていない物であれば，「工具箱に入っていない」というカードがついた容器に入れるようにクライアントに指示する．
6. すべての物品を適切なカードの入れ物に片づけるまで，クライアントに物品を一つずつ渡し続け，同じ指示を続ける．
7. クライアントに工具箱ともう1つの容器のふたを閉めるように言う（必要なら，片方を使ってやってみせる）．
8. 工具箱ともう一つの「工具箱に入っていない」ものを入れる容器を渡してもらう．

応用課題

各カテゴリーに含める物品を4つより多くする．例えば，それぞれのカテゴリーに入る物品を，6つずつにする．あるいは，はじめに用いたものとは別の，全部で8種類の物品のセットをつくる．

女性のクライアントには，ハンドバッグを使い，バッグに入っているものと入っていないものを分類してもらう．先ほどと同じような手続きを用いる．

水平方向への拡大プログラム

釣り道具箱，書類かばんなど，特定の入れ物に入っている物品と入っていない物品を使って分類を行う．それぞれのカテゴリーに合う物品，カード，適切な容器を用いるのがよい．ただし，対象となる特定の入れ物に入らない物品を入れる容器は必ず別のものを用意する．

垂直方向への拡大プログラム

下方拡張

物品を認知できないクライアントには，それが何であるか伝えて，どちらの容器に入れるべきかを言ってもらう．あるいは，クライアントにその物品が何かを伝えれば，自分でそれを正しいカテゴリーのところに置くことができる．

上方拡張

クライアントが最初のアクティビティを習得したら，より抽象的な分類を試みる．例えば，写真を用いて，重要なものと重要でないもの，価値のあるものと価値のないものを分類してもらう．

問題と解決法

問 クライアントが2つのカテゴリーへの分類ができない．

解 提示する物品の数を少なくする．または，一度に1つのカテゴリーだけに焦点を絞る．これもうまくいかなければ，選択させることはせず，1つの物品についてクライアントと話をしてから，それが工具箱に入っているかどうかをたずねる．正しい選択をすることよりも，クライアントが指示にうまく応じられたという経験をする方が重要である．

問 クライアントが物品を持つことができない．

解 クライアントにどちらの箱に物品を入れるのかを指し示してもらう．

問 クライアントが道具箱やその内容物によって混乱する．

解 一度に1つの物品だけを使って作業をする．その物品が適切なカテゴリーに分類されたら，その物品が見えないようにしてから次の物品を提示する．

アクティビティ2　カフスボタンの分類

目　的

- ☐ 巧緻動作と粗大運動の能力を高める．
- ☐ ピンセット把握を訓練し上達させる．
- ☐ 手と目の協調を改善する．
- ☐ 形と色を認知し同定する訓練をする．
- ☐ 回想によって長期記憶を刺激する．

教　材

- ☐ トレー1つ
- ☐ さまざまな大きさ，形，色のカフスボタン5，6組
- ☐ カフスボタンを入れるかごかボウル1つ

準　備

1. トレーの上に，左から右に1列に，各組の片一方のカフスボタンを並べる．

教　示

1. 一番目のカフスボタンのすぐ手前に，それと対になるカフスボタンを置く．
2. 別のカフスボタンをクライアントに手渡し，同じものを探すように誘いかける．
3. クライアントがそのカフスボタンをみつけて組合わせたら，別の対を組合わせてみるように誘いかける．
4. クライアントにかごを渡し，すべてのカフスボタンが対になるよう，残りのカフスボタンも組み合わせてもらう．

    かごを渡すとクライアントが混乱するようであれば，一度に1つのカフスボタンだけを渡す方法を続ける．かごをクライアントの視線から遠ざけ，気を散らさないよう配慮する．

    カフスボタンのさまざまな形（正方形，円形，三角形）を話題に取り上げることもできる．カフスボタンの色についても同様である．クライアントに形と色を言うように促す．カフスボタンを話題として，話をするように仕向ける．

5. すべて合わせ終わったら，どれか一組のカフスボタンについて，色や形等を説明してから，その対をかごに戻してもらう．すべてのカフスボタンを戻し終わるまでこれを繰り返す．

応用課題

女性のクライアントには，同じ手順でイヤリングやその他の2つ1組の装身具を用いる．

たくさんの種類のカフスボタンを用意する．

カフスボタンの形（円形，正方形，三角形など）を言うようにクライアントを促し，身につけているものや近くにあるもので同じ形のものを探すように言う．

水平方向への拡大プログラム

形はすべて同じだが，色がさまざまに異なったカフスボタンを分類してもらう．次に，ネクタイ，コート，シャツ（衣類の写真，または，衣類そのもの）に合う色のカフスボタンを，クライアントに探してもらうとよいだろう．

垂直方向への拡大プログラム

下方拡張

カフスボタンの種類が多すぎてクライアントが混乱するなら，形と色が全く異なる，2組のカフスボタンの片方ずつだけを提示する．そして，そのうちの一つと同じカフス

ボタンを渡し，対になるカフスボタンを見つけられるか確かめる．次にはじめのカフスボタンを全部片づけてから，別の2種類のカフスボタンで同じことをもう1回行う．うまく合わせられるようになったら，だんだんとカフスボタンの数を増やしていく．

上方拡張

カフスボタンに合うネクタイピン，タイタック，指輪などを探し出す．カフスボタンを合わせて対にした後，そのカフスボタンに合う装身具を選んでもらう．

靴下や靴が対になるよう合わせてみたり，ネクタイ，シャツ，コート，ベルトなどを揃えたりし，最終的には，全体として調和のとれた一揃いの服装をコーディネートしてもらう．

問題と解決法

問　クライアントが，対のカフスボタンを探すために十分なだけ細かいところまで，カフスボタンを見ることができない．

解　できるだけ大きいカフスボタン使い，カフスボタンの形と材質をさわってみるよう，励ます．

問　クライアントに十分なピンセット把握の力がなく，カフスボタンをつまみ上げることができない．

解　両手を使うように促す．それが無理であれば，どれを選択するのかを指し示してもらう．

●第3群：写真を用いたカテゴリー分類●

アクティビティ1　環境にあるものの分類（植物/動物）

目　的

□ 写真を使って2つの概念（植物と動物など）の具体例を弁別する能力を喚起する．

教　材

□ 白いポスター用の厚紙をさらに補強したものなど，厚い板紙で作った，30×70 cm の台紙（写真参照）

真ん中に幅2 cm の黒い線を引き，台紙を左右に分ける．左右それぞれの真ん中，上縁から2.5 cm くらいのところに，5×15 cm の長方形を黒い線で書く．ま

た，その下に，それぞれ均等に間隔を空けて，10×15 cm の長方形を 4 つ黒い線で書く．

- [ ] 1つに「植物」，もう1つに「動物」と書かれた，5×15 cm の厚紙のカード2枚．カードは両方とも，大きく黒いインクで印刷するのがよい（48 ポイントか 100 ポイントのゴシック体か明朝体）．

- [ ] 10×15 cm の台紙に糊付けされた植物の写真 4 枚

- [ ] 10×15 cm の台紙に糊付けされた動物の写真 4 枚

  それぞれの写真は，植物または動物が一つだけ写っているようにして，背景にはまったく何もないか，あってもごくわずかにする．使用する写真には，手書きにしろ印刷にしろ，文字が一切あってはならない．クライアントが，画像ではなく，文字に注目してしまうからである．また，手で多く触れることになるので，カードや写真をラミネートするか，透明なカバーをつける．

- [ ] すべての写真とカードを入れる容器

準 備

1. クライアントの前に台紙を置く．
2. 容器から写真とカードを取り出す．

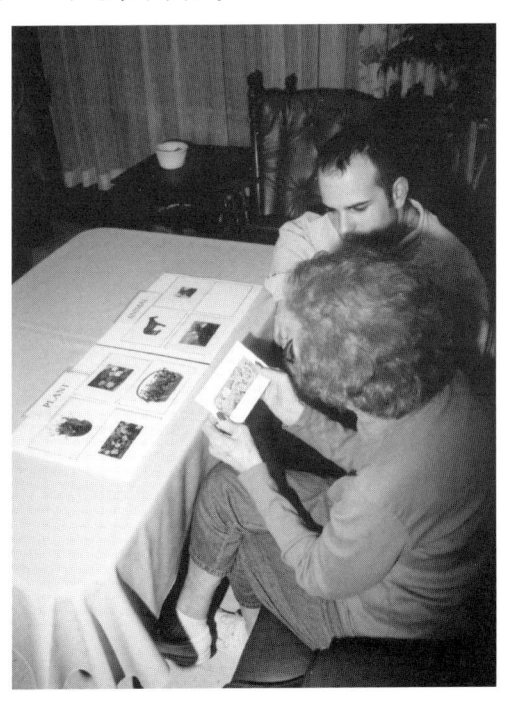

教 示

1. 「植物」のカードを取り，クライアントに声に出して読むように言う．

音読ができない場合は，クライアントがことばを声に出して言えるように助けたり，かわりに音読したりする．カードの意味内容をクライアントが理解しているかどうかを確認するために，説明を加えたり実例をあげる必要があるかもしれない．

2．クライアントに「植物」のカードを手渡し，どこにカードを置けばよいかを指して，台紙の上の見出しとなる部分にカードを置くように誘いかける．

3．「動物」のカードについても同じ手順を繰り返す．

4．クライアントにこれから植物か動物の写真を見せると説明し，写真が「植物」と「動物」どちらの種類に分類されるかを決めてほしいことを説明する．

5．動物の写真を取り，「これは何ですか．何の写真ですか」と言いながらクライアントに渡す．

　　　クライアントが写っている動物の名前を言えなかったら，ヒントを与える．それでもうまくいかなかったら，「これは____です」と言う．

6．クライアントに写真に写っているのは植物か動物かをたずねる．

　　　「それは，根っこがあって土の中から生えているものですか」とか「それは，走ったりうなったりしますか」などのように，クライアントが植物と動物の写真を弁別する手助けとなる，誘導的な質問をするのもよい．

7．クライアントが選択をしたら，写真をどこに置けばよいのか，適切な見出しのカードの下の枠を指して示す．

8．続いて1枚ずつ写真をクライアントに見せて，適切な見出しのカードの下に置いてもらう作業を，繰り返す．

　　　同じカテゴリーの写真ばかりを連続して見せてしまわないように，順序をバラバラにする．

　　　クライアントが手順に慣れたら，教示や介助を減らす．理想としては，単に写真を手渡すだけで，クライアントがそれを台紙の上に置くというレベルまで達するのがよい．最終的には，クライアントがほとんど援助を受けずに自分自身でアクティビティができるようになることを目指す．

9．すべての写真を分類するまで作業を続ける．

10．アクティビティが終わったら，一度に1つのカテゴリーの写真を1枚ずつ，もとの容器に片づけるようにクライアントに言う．

　　　写真を取り上げるときに，それぞれの写真を再確認するようにクライアントに求める（「これは植物ですか」など）とよい．あるいは，「植物の写真をください」「ヒナギクをください」「『植物』と書かれたカードを下さい」などの指示にしたがって，1枚ずつ戻してもらう．クライアントが写真を戻している間は，容器を開けたままにしておく．

応用課題

クライアントが作業を楽しむことができた場合は、新たな写真でアクティビティを繰り返すことができる。初めの写真とは異なる4種類の植物と4種類の動物の写真で、複数のセットをつくる。多様な写真を使うことによって、アクティビティは興味深いものであり続け、クライアントは手順と概念に慣れ親しむことになる。他のカテゴリー分類をしてもよい。最初は、大人/子供のようにより明確でわかりやすいカテゴリーを分類してみる。後には、人々の楽しそうな/楽しくなさそうな顔の写真を分類してみるのもよい。

【注】クライアントが困惑したり興奮する場合はすぐに、楽しそうなもの/楽しくなさそうものを分類する応用課題はやめる。すべてのアクティビティを終えたときに肯定的な気分が強調されていることが重要である。

水平方向への拡大プログラム

冬の景色/夏の景色、あるいは、台所にあるもの/居間にあるものなど、その他の身近な概念の写真を分類する。

垂直方向への拡大プログラム

下方拡張

クライアントが写真の視認知が困難な場合、写真の代わりに大きく印刷した文字を使う。

上方拡張

生物/無生物、あるいは、人工物/自然物など、より抽象的なカテゴリーを用いる。

写真ではなく、実物を使って、多様な抽象的カテゴリー分類を行う。例えば、クライアントの部屋にあるものと部屋にないものとを弁別してもらう。

問題と解決法

問　クライアントが植物と動物を弁別できない。または選択を行う意思がみられない。

解　意思決定の過程をなくす。具体的には、写真を見せながら「これは動物です」「これは植物です」と言い、それから、クライアントに正しい見出しのカードの下に置いてもらう。

問　クライアントが文字を読めない。

解　活字は必ず十分に大きくする（48ポイントか100ポイントのゴシック体か明朝体）。

解	クライアントのためにカードを読んであげる．
解	高齢者が認知できる記号やマークを，文字カードの代わりに，またはそれと併用して，用いる必要があるかもしれない．
問	視覚障害により，クライアントが写真を視認知できない．
解	それぞれの写真の特徴を言葉で説明し，クライアントに判断してもらう．
解	写真のかわりに，それを表す単語を印刷して用いる．
問	クライアントが写真を持ち上げたり置いたりできない．
解	言葉やジェスチャーで，クライアントがどちらを選ぶのか，写真をどこに置くのかを示してもらう．
問	写真が多いためクライアントへの刺激が多すぎて，処理能力を超えてしまう．
解	台紙を使わない．クライアントの前に2つの見出しのカードを置き，それぞれの見出しの下に，単に積み重ねるだけにする．
問	クライアントがいくつかの写真について，カテゴリーの分類を誤る．
解	これは問題ではないかもしれない．「犬には根っこがあって，地面の中に伸びていきますか」など，クライアントを誘導する質問を行い，クライアントがはじめの判断を自己修正することができるかどうか確認する．しかしながら，もし，このような質問が不安や興奮につながるなら，やめる．クライアントの誤りを正してはならない．目標は，認知症のクライアントの注意を引きつけ，刺激し，彼らの能力を評価することにある，と決して忘れてはならない．
問	クライアントが容器に写真を戻さない．
解	その作業を実際にしてみせる．次に，彼らに写真を手渡し，自発行動を期待して容器を開けたままにしておく．クライアントが写真を手に取ろうとしない，あるいは写真を容器に入れようとしない場合，それぞれの写真について話しながら，あなたが残りの写真も容器に入れる．

9 配列するアクティビティ

　物をある順序に従って配列する能力は，周辺環境の規則関係を認識するために必要な，系統立ての基本原理である．このようなパターンを見出す能力を失うと，世の中は，より理解しづらい世界として映る．これらのアクティビティは，物を配列する能力をクライアントに発揮させ，その世界に規則正しさと対称性を確立してもらうためのものである．

アクティビティ1　計量スプーンを配列する

目 的
- 慣れ親しんだものを使って，配列する訓練を行う．

教 材
- トレー1つ
- プラスティックの計量スプーン6つ．入る量がそれぞれ異なるが（例えば，小さじ1/4〜大さじ2杯の量まで），色と形は同じものとする．
- スプーンを入れる容器

準 備
1. トレーとスプーンをクライアントの前に置く．

教 示
1. 最も大きいスプーンを取り上げ，丸いすくう部分を上にしてトレーの左端に置いてみせる．
2. 二番目に大きいスプーンをはじめのスプーンの右隣に置き，それぞれの柄の端を同一線上にそろえて，スプーンが右下がりの階段状になるようにする．
3. 三番目の大きさのスプーンをクライアントに手渡し，階段の続きができるよう，前の2つの横に並べるように誘いかける．
4. クライアントが三番目のスプーンを適切に置かなかったら，スプーンの柄の端を

同一線上に揃えるよう，スプーンの位置を正してみせる．
5．このようにして残りのスプーンについても作業を続ける．
6．並べたスプーンを取り除き，再びトレーの左端に最も大きいスプーンを置く．
7．残りのスプーンをごちゃまぜにする．
8．クライアントに，二番目に大きいスプーンを探し，一人で作業を完了するように誘いかける（必要なら力を貸す）．

応用課題

この手順を習得したら，最も小さいスプーンから始めて最も大きいスプーンで終える，逆の順序の作業をクライアントに課す．

水平方向への拡大プログラム

さまざまな日常品を使って配列を行うことができる．例えば，計量カップ，異なる太さ，そして/あるいは，異なる長さのボルト（対応するナットとともに用いる），異なる長さのロウソク（ロウソク立てにさしておいてもよい），薬瓶，ねじ回しなどを使う．

垂直方向への拡大プログラム

下方拡張

多くの物品の中からターゲットを選び出すことが困難であれば，おのおのの計量スプーンの輪郭が書かれた見本図版を使う．クライアントがこの訓練に何回か成功したら，見本図版なしでやってみるように誘いかける．

上方拡張

課題をより高度にするため，おのおの同じ大きさと形であるが，色が異なるスプーンのセットをもう1組用意する．クライアントには，両方のセットのスプーンを同じ大きさどうしで組合わせてから，2組とも配列してもらう．

問題と解決法

問 すべてのスプーンを同時に使って課題を行うように言うと，クライアントが作業ができない可能性が高い．

解 ほとんどのスプーンを並べておいてから，最後のスプーンについて作業を行うようにクライアントを誘う．クライアントが並べるスプーンの数を徐々に増やしていく．

問 クライアントがスプーンをばらばらに並べてしまう．

解 スプーンの大きさをどのようにして比べればよいかをクライアントに示す．つまり，2つのスプーンをくっつけて並べ互いを比較すれば，大きい方を見つける

ことができる．クライアントがこの方法を確実に理解するように，最も大きいスプーンと最も小さいスプーンを使って具体的な例を示す．そのパターンに従ってスプーンを並べるためには，一度に2つずつスプーンを比較するとよい．あるいはまた，見本図版をつくってもよい．

問 クライアントがスプーンを持てない．または持とうとしない．

解 2つのスプーンを持ち上げ，クライアントにどちらが大きいかを指で示すか，ことばで答えてもらう．次に，あなたが彼らの手として動き，上記の手順を続ける．

アクティビティ2　試験管を配列する

目　的

- [ ] 量に基づいて，物を順番に並べる訓練をする．
- [ ] 運動機能と手と目の協調を評価する．

教　材

- [ ] トレー1つ
- [ ] 試験管立て1つ
- [ ] 試験管に似たプラスティック管6つ
- [ ] 異なる量の液体が入っていると見えるように，プラスティック管の外側に色を塗る．それぞれのプラスティック管は，少量（2.5 cm）から始めて満杯（15 cm）になったものまで，徐々に（5 cm，7.5 cm など）水位を増して，すべてが異なる水位であると見えるように色を塗る．

準　備

1. 試験管立てとプラスティック管をトレーにのせる．
2. ばらばらな順序になるようにプラスティック管を混ぜ合わせ，試験管立ての手前に置く．
3. トレーをクライアントの利き手の側に置く．

教　示

1. 満杯に見えるプラスティック管を，試験管立ての左端に立てて見せる．
2. 二番目に量の多いプラスティック管を探し出し，それを持ち上げて，すでに試験管立てに入れてあるプラスティック管の水位と比較してみせる．

3．二番目のプラスティック管（12.5 cm）を左から二番目の穴に差し込む．

4．量の多い順番にすべてのプラスティック管を並べるまで作業を繰り返す．

5．プラスティック管を試験管立てから取り除き，もう一度バラバラに混ぜる．

6．クライアントに同じ作業を一人で行うように誘いかける．

応用課題

課題を習得したら，量の少ないものから始めて量の多いもので終える，逆の順序の作業を行うこともできる．

水平方向への拡大プログラム

さまざまの長さの杖や竿，針金，管など，いろいろな物品をクライアントに配列してもらう．

垂直方向への拡大プログラム

下方拡張

たくさんの中からターゲットを選び出すことが困難なら，最も量の少ないものと多いものだけを残して，他のプラスティック管は適切な順序に並べておく．そして，最も量の多いプラスティック管を選び，試験管立ての最初の穴に差すようクライアントに言う．次に最も量の少ないプラスティック管も並べてもらう．次の段階では，最も量の少ないものと多いものに，量が真ん中のプラスティック管を加える．6つのプラスティック管をすべて試験管立てから取り出して作業を行えるようになるまで，プラスティック管を順に増やしていく．

上方拡張

課題がきちんとできるようになったら，クライアントの過去あるいは現在の生活に関係のある，異なる大きさのものを配列してもらう．例えば，靴下，皿，瓶，宝石，その他クライアントが興味を示す物なら何でもよい．最初にうまく行かなければ，上記の手順を用いて段階的に行う．

問題と解決法

問　クライアントがプラスティック管を順序に関係なく並べる．

解　2つのプラスティック管を比べたとき，どちらの量が多いか見分けるために，プラスティック管をくっつけて並べ，比較してみせる．

　クライアントがこの方法を確実に理解するように，満杯のプラスティック管と最も少量の管だけを用いて始める方がよいかもしれない．試験管立てに次に並べ

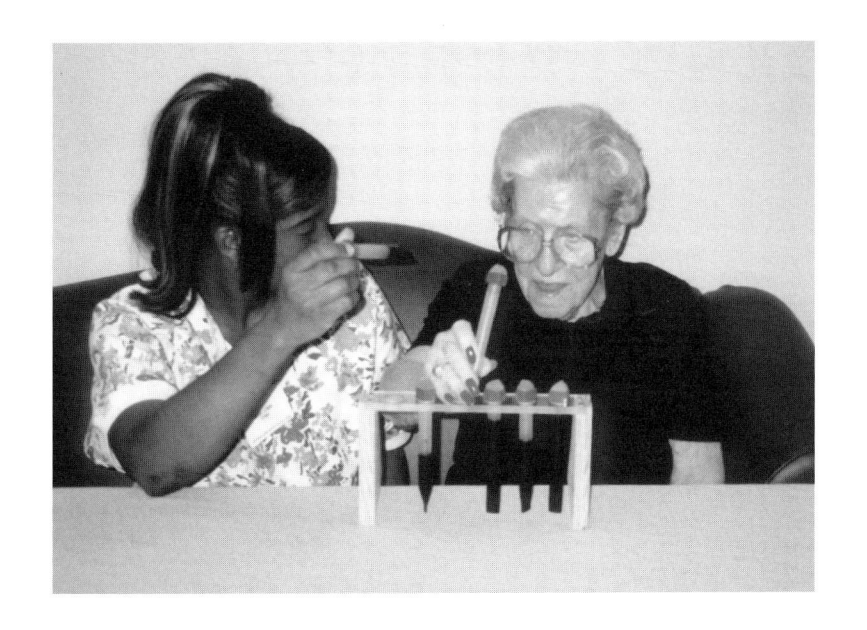

るプラスティック管がどれかを判断するためには，クライアントは一度に2本ずつのプラスティック管を比較していけばよい．

問 クライアントがプラスティック管を持つことができない．または手に取ろうとしない．

解 2本のプラスティック管を持ち上げて見せ，どちらの量が多いかを指し示すかことばで答えるように言う．プラスティック管をクライアントが指示した位置に並べて，先に述べた手順と同じように進める．

🔟 グループ・アクティビティ

　モンテッソーリ理論に基づくアクティビティの多くは，修正を加えてグループ・アクティビティとして活用できる．「カテゴリー分類」は，例えば，大きい写真をクライアント達に提示し，台紙を拡大した大きな紙の上に置くようにすればよい．同様に，「感覚による弁別」は，グループのメンバーの間でにおいのする瓶を回してもらうことによって，グループ訓練にできる．またわれわれは現在，はじめからグループを目的としてアクティビティを開発しつつある．「記憶のビンゴゲーム」はその最初の成果である．われわれは今後もっと多くのグループ・アクティビティを展開していく．

アクティビティ1　記憶のビンゴゲーム

目　的

- □　長期記憶（LTM）を刺激する．
- □　運動学習と場所を覚える能力を高める．
- □　3人から6人のグループの中で，ことばの使用と，社会的交流を促す．

教　材

- □　20×25 cm のラミネートされた「問題カード」のセット

　　「問題カード」は，ゴシック体や明朝体の100ポイントの黒い活字で，特定のカテゴリーに属する項目を1枚に1つずつ印刷しておく．それには，テレビの娯楽番組，コマーシャル，歌のタイトルなど，クライアントがよく知っていそうなあらゆるカテゴリーを含めてよい．例えば，「第二次世界大戦の有名人」というカテゴリーの「問題カード」には，チャーチル，スターリン，リベット打ちのロージー，フランクリン・デラノー・ルーズベルト，東京ローズなどの項目を用いるのがよいだろう．

- □　12～16枚の7.5×25 cm のラミネートされた「答えのカード」．1枚に1つずつ「問題カード」の項目を書いておく．同じ項目が2枚以上あってもよい．

　　それぞれの「答えのカード」には，ゴシック体や明朝体の100ポイントの黒い活字で項目を印刷する．これより小さい48ポイントなどの活字は，グループに参加するすべてのクライアントが読める場合にかぎり使ってもよい．

クライアントにはそれぞれ4枚ずつの「答えのカード」が必要となる．4枚のカードを「1セット」とし，このセットがビンゴカードに相当する．ビンゴゲームのプレイヤーがおのおの他の人と違うビンゴカードを持つのと同じように，それぞれのクライアントが他の人と違うカードセットを割り当てられていることを確認しておかなければならない．もちろん，1セット内の項目の組み合わせが異なるならば，ある項目が2つ以上のセットに存在することはかまわない．

準 備

1．1回のゲームに参加するメンバーを3〜6人集める．

　　ゲームの準備を始める前に，メンバーの認知レベル，コミュニケーション能力，感覚機能のレベルを確認するための時間をとる．「問題カード」と「答えのカード」に書かれている単語を，メンバーが読めることが条件である．

2．ゲームに使う「問題カード」のセットを準備する．

3．それぞれのメンバーの前に4枚ずつの「答えのカード」セットを配り，文字の書かれた面を上にして置く．

　　メンバーがゲームに上達したら，「答えのカード」の数を1人6枚に増やす．

4．これから簡単なゲームをすることをメンバーに告げる．あなたが声に出して読む項目と，クライアントのカードを合わせるゲームであることを知らせる．

5．自分の前のカードが読み上げられた項目と一致したら，「答えのカード」を裏返さなければならない（何も書かれていない面を上にする）と説明する．

6．最初に全部のカードを裏返し終えた人が勝者であることをメンバーに告げる．

教 示

1．「問題カード」をメンバーに見せてから，大きな声で読んでみせる．

　　ゲームが始まってからは，メンバーに代わる代わる「問題カード」を読んでもらう．声に出して読んでもらうことによって，メンバー全員がゲームに関わり続けることになる．

2．メンバーに自分の前にある4枚のカードを見ることを促す．

3．読み上げられた項目と一致するカードは，裏返すようにメンバーに言う．

　　メンバーに隣の人を手助けするように促す．あなたはカードを裏返すことに介助が必要なメンバーもいることに留意する．

4．カテゴリーや項目がきっかけとなって始まる会話を奨励する．

　　例えば，カテゴリーがテレビ・コマーシャルの場合，メンバー全員でコマーシャルソングを歌うこともよいだろう．その音楽によって新たな連想が始まるならば，それををさらに展開させるようにする．

5．メンバーのうちの1人が4枚のカードすべてを裏返すまで，ゲームを続ける．

6．誰が勝者かを宣言する．

　　あなたの裁量で，勝者に賞を出してもよい．

7．メンバーにもう一度ゲームをするかどうかをたずねる．

　ゲームに変化を持たせるなら，同じ人ばかりが勝たないように気を付けて，ゲームの度に異なる勝者が生まれるようにする．

応用課題

　古い記憶を思い出させるいろいろなカテゴリーを使う．例としては，歌のタイトル，有名人，都市名，飲食物の種類などがあげられる．クライアントが作業を続けられてアクティビティに慣れれば，ゲームに使えるカテゴリーは無数にあるので，際限なく拡張を行うことができる．

水平方向への拡大プログラム

　「問題カード」を，穴埋め形式にする．例えば，「問題カード」に，"Tea For Two and Two For ＿＿＿" などのように書き，メンバーには「答えのカード」の中から，空欄に当てはまる答え（"Tea"）を探してもらう．

垂直方向への拡大プログラム

　下方拡張

「答えのカード」の枚数を減らすか，1枚だけにする．

　クライアントを2人一組で参加させる．1人は，カードを読んだり裏返したりできる者，もう1人は，感覚や運動機能に障害があるが，高い認知能力をもつ者にする．

　上方拡張

「答えのカード」と「問題カード」が反対語になるようにする．より高度なゲームにするためには，クイズ形式でやってみる．「問題カード」にはクイズ問題を書き，「答えのカード」の中に正しい答えが入っているようにするとよいだろう．

問題と解決法

問　カードを裏返すことが，クライアントには困難で，介助が必要であると思われる．

解　必要であれば介助してもかまわないが，できるかぎりクライアント自身にカードを裏返してもらう．例えば，クライアントがカードの角をつまみ上げることができないなら，角を持ち上げておいてクライアントにカードを裏返してもらう．あるいは，カードの下にさいころ等を置き，カードがテーブルにぴったりとくっつかないようにするのもよい．

解 クライアントがことばで応答できるのなら，スタッフや他のクライアントがカードを裏返すことができる．または，2人のクライアントをペアにしてチームをつくってもよい．1人は，認知機能が高いクライアントとし，どのカードを裏返すかを指示する．2人目は，認知機能は劣るが，より良好な運動能力を持つ人にする．

問 クライアントが十分な聴理解ができない．

解 そのクライアントに進行役の近くに座ってもらう．聴覚障害を抱えるクライアントにそれぞれの問題カードを必ず見せるようにする．

問 クライアントに「答えのカード」がはっきりと見えない．

解 カードを音読して聞かせる．その際カードを手で指し示したり，クライアントの手をカードの位置まで動かしたりしながら，クライアントにカードの位置を知らせる．進行役や別のメンバーが，裏返されていないカードを視覚障害のあるクライアントに読んで聞かせ，「問題カード」と一致する項目があるかどうかをたずねる．

問 クライアントが作業を続けることが困難で，そして/あるいは，カードをどうすればよいのかを理解できない．

解 そのクライアントの前に置くのは，一度に1枚のカードだけにしなければならない．

◆文 献

1) Auer SR, Sclan, SG, Yaffee RA & Reisberg B (1994). The neglected half of Alzheimer's disease: Cognitive and functional concomitants of severe dementia. *Journal of the American Geriatrics Society,* **42**, 1266-1272.
2) Bäckman L (1992). Memory training and memory improvement in Alzheimer's disease: Rules and exceptions. *Acta Neurologica Scandinavica,* **84**, 84-89.
3) Camp CJ (1999). Memory interventions for normal and pathological older adults. In Schulz R, Lawton MP, Maddox G, (Eds), *Annual review of gerontology and geriatrics* (Vol. 18) (pp. 155-189). New York: Springer.
4) Camp CJ (in press). Clinical research in long-term care settings: What the future holds. In *Professional issues in long-term care.* New York: The Hatherleigh Company.
5) Camp CJ, Bird MJ & Cherry KE (in press). Retrieval strategies as a rehabilitation aid for cognitive loss in pathological aging. In Hill RD, Bäckman L & Neely AS (Eds), *Cognitive rehabilitation in old age.* New York: Oxford University Press.
6) Camp CJ & Foss JW (1997). Designing ecololgically valid memory interventions for persons with dementia. In Payne DG & Conrad FG (Eds) *Intersections in basic and applied memory research* (pp. 311-325). Mahwah, NJ: Lawrence Erlbaum & Assoc.
7) Camp CJ, Foss JW, O'Hanlon AM & Stevens AB (1996). Memory interventions for persons with dementia. *Applied Cognitive Psychology,* **10**, 193-210.
8) Camp CJ, Foss JW, Stevens AB, Reichard CC, McKitrick LA & O'Hanlon AM (1993). Memory training in normal and demented populations: The E-I-E-I-O model. *Experimental Aging Research,* **19**, 277-290.
9) Camp CJ, Judge KS, Bye CA, Fox KM, Bowden J, Bell M, Valencic K & Mattern JM (1997). An intergenerational program for persons with dementia using Montessori methods. *The Gerontologist,* **37**, 688-692.
10) Camp CJ & Mattern JM (1999). Innovations in managing Alzheimer's disease. In Biegel DE & Blum A (Eds). *Innovations in practice and service delivery across the lifespan* (pp. 276-294). New York: Oxford University Press.
11) Chattin-McNichols J (1992). *The Montessori controversy.* Albany, NY: Delmar Publishers.
12) Dowling JR (1995). *Keeping busy: A handbook of activities for persons with dementia.* Baltimore, MD: Johns Hopkins University Press.
13) Lipinska B, Bäckman L & Herlitz A (1992). When Greta Garbo is easier to remember than Stefan Edberg: Influences of prior knowledge on recent memory in Alzheimer's disease. *Psychology and Aging,* **2**, 214-220.
14) Mega MS, Cummings JL, Fiorello T & Gornbein J (1996). The spectrum of behavioral changes in Alzheimer's disease. *Neurology,* **46**, 130-135.
15) Nolen NR (1988). Functional skill regression in late-stage dementias. *The American Journal of Occupational Therapy,* **42(10)**, 666-669.
16) Papalia DE, Camp CJ & Feldman RD (1996). *Adult development and aging.* New York: McGraw-Hill.
17) Reisberg B (1986). Dementia: A systematic approach to identifying reversible cues. *Geriatrics,* **4**, 30-46.
18) Sclan SG, Foster JR, Reisberg B, Franssen E & Welkowitz J (1990). Application of Piagetian measures of cognition in severe Alzheimer's Disease. *Psychiatric*

Journal of the University of Ottawa, **15(4)**, 221-226.
19) Squire LR (1992). Memory and the hippocampus: A synthesis from findings with rats, monkeys, and humans. *Psychological Review,* **99**, 195-231.
20) Squire LR (1994). Declarative and nondeclarative memory: Multiple brain system supporting learning and memory. In Schacter DL & Tulving E (Eds), *Memory systems 1994* (pp. 203-232). Cambridge, MA: The MIT Press.
21) Sterns, HL & Camp CJ (1998). Applied gerontology. *Applied Psychology*: *An International Review,* **47**, 175-198.
22) Thornbury JM (1992). Cognitive performance on Piagetian tasks by Alzheimer's disease patients. *Research on Nursing and Health,* **15**, 11-18.
23) Vance D, Camp CJ, Kabacoff M & Greenwalt L (1996). Montessori methods: Innovative interventions for adults with Alzheimer's disease. *Montessori Life,* **8**, 10-12.
24) Zgola J (1987). *Doing Things: A Guide to Programming Activities for Persons with Alzheimer's Disease and Related Disorders*. Baltimore, MD: Johns Hopkins University Press.

第2章
記憶の改善テクニック
間隔伸張法

A Therapy Technique for Improving Memory: Spaced Retrieval

淳風福祉会 若宮老人保健センター　言語聴覚士　**平松 克枝** 訳

Jennifer A. Brush 著
Cameron J. Camp

序文

　この間隔伸張法（以後 SR 法と略す）のテキストは，オハイオ州ビーチウッドにあるメノラパーク高齢者センターで製作したものである．当センターはクリーブランド近辺のユダヤ人組織の手で創設，運営されており，1906 年より非営利組織として地域に貢献している．

　メノラパークが目指すのは，支援している全ての高齢者に，敬意に満ち落ち着いた環境・配慮のなされた環境の中で，自分の持っている最高の能力を実感していただくことである．

　われわれはこれまで加齢による特殊なニーズを持つ人々を支援してきたが，地域の絶えず変化する要望を見きわめそれに応えることで，その目標を果たしている．当センターでは，質の高い優れた長期介護・自立生活の支援・デイケア・地域での奉仕活動を含む一連の包括的サービスを提供しているが，それらは常に高水準の質を持ち卓越していることを求められている．

　われわれは，同情や思いやりの念に動かされた熱心な熟練したスタッフによって，また，常に向上し続けることによってその目標を達成しており，われわれの行っている研究や教育，管理運営，意見の提唱などを通して，地域や国の模範的なリーダーとなるよう努力している．

　伝統的なユダヤ人特有の価値観の枠組みのなかで，理事会，スタッフ，入所者とその家族，ボランティア，地域などとの強い協力関係を通して，われわれの使命が高められ，達成されているのである．

　このプロジェクトは Ruth Plautz, Steven Raichilson, Charles Phillips 諸氏からの継続的な支援がなくては不可能であった．また，このプロジェクトの期間中，多くのご助言，ご助力をいただいた．

　Anita Siegal, Amy Morocco, Lisa Altenbaugh, Veronica Severino, Miriam Rose とメノラパーク高齢者センターの全てのリハビリスタッフに感謝する．

はじめに

　米国の65歳以上の高齢者は，1996年には3390万人であったが，2030年までには7000万人に達すると言われている（AARP，1997）．高齢者人口が急速に増加したことで，セラピストや介護者・保健関係者には，多くの課題がもたらされた．1992年に日常生活に支障をきたした高齢者は53.9％に上った，と報告されている（AARP，1997）．医学的治療を要する疾病があることに加え，多くの高齢者に，脳卒中や認知症，頭部外傷などによる記憶障害がみられるのである．長期介護施設の入所者の60〜80％は痴呆の診断を受けているとされるが，認知症の主な診断基準（American Psychiatric Association，1994）の一つでもあり，その初期症状ともなるのは，短期記憶の障害である．そしてこの短期記憶が障害されると，新しい情報を学び維持することが困難になる．

　理学療法・作業療法・言語療法を受けているクライアントの多くは，主症状あるいは副症状として認知症の診断を受けている．セラピスト達は，クライアントにいろいろなことを覚えてもらうことによって，治療目標を達成したり訓練以外の場でも行なえるように般化したりすることがよくあるが，記憶力の低下した人は，訓練で学習したスキルを自分の生活の場に応用することが難しい．そこでクライアントに新たな情報をうまく覚えてもらうためのテクニックが必要となってくる．

　間隔伸張法（SR法）は徐々に時間の間隔をあけながら情報をうまく想起させる（思い出させる）という記憶に対する介入法で，その目的は，重要な情報を長期にわたって覚えておけるようにすることである．セラピストはSR法を使うことによって，クライアントが予定表を使用する・安全に飲み込む・カレンダーを利用する・福祉用具を用いる，などの代償手段を覚える手助けをして，治療目標を達成することができる（Brush & Camp，1998 a；Camp, Foss, Stevens & O'Hanlon，1996 b）．SR法はまた安全対策や歩行テクニックを教えたり，何度も繰り返される問いに答えることでクライアントの不安を取り除いたりすることにも用いられる．これは大変簡単な技法であり，いろいろな場面でセラピストや，看護・介護者に使ってもらうことができる．

　本書は，家庭や介護の現場でSR法を行うために作られたものである．われわれは，治療目標の達成や，新たな情報を覚えておくことを促進することによって，記憶に障害のある人々が，より自立した，豊かで楽しい生活を送れるようになることを願っている．

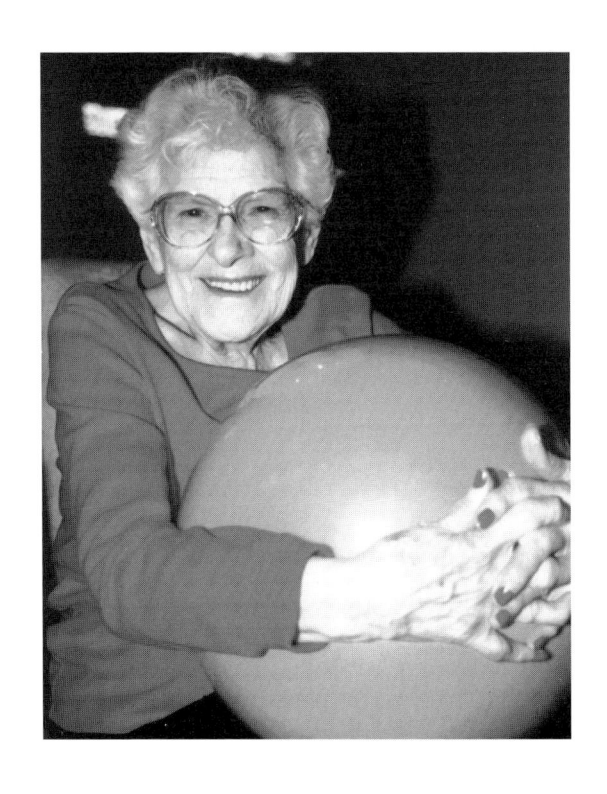

I 間隔伸張法とその適応

1 認知症と記憶

1．誤った通念

　認知症になると新たな情報を学習したり記憶したりすることができないという，誤った考えをもっている介護者は多く，セラピストのなかにもそう思っている人はいる．そして，そういう考えは，認知症のある人に何かを教えたりその行動を変えたりしようとするのはあまりいい結果にならないか，あるいは誤りであるという仮説につながる．このような考え方からすれば，認知症ケアの最善の方法は，居心地をよくして彼らの特異性を受け入れ，優しく接する，というものになるが，これは「改善しようとする試みによって悪い状況がさらに悪くなるだけだ」と思い込んでいるという，まさに『学習された無力感』を示す一例といえるだろう．

　このような認知症ケアに対するアプローチからは，認知症のある人の行動を変えたり，新たな情報を教えたりする試みは絶対にされないことになる．そこでこのような考え方を変えようというのが，本書およびメノラパーク高齢者センターで開発された関連資料の目的であり，その第一歩は，記憶についてのわれわれの概念を考え直すことである．

2．学習は可能である

　近年科学誌上で，記憶は単一のものなのか，それとも多くの記憶システムの集合なのかという議論がなされている．しかし，認知症のような記憶の問題がある人には，一般に，学習や記憶に関して得意なことと苦手なことがある，ということについては議論されていない．彼らにはよく覚えているものもあるし，ほとんど覚えられないものもある．またある種の情報を学習することはできても，他のことは学習できないという場合があ

る．いずれにしても，彼らが覚えていることをうまく示せるかどうか，新たな学習ができるかどうかは，われわれがいかにうまく彼らの力を評価できるか，あるいはいかにうまく情報を与えることができるかによるところが大きい．加えて，学習や記憶の能力は，それぞれの個性や情報の種類によって個人差があり，個人のなかでも認知症の進行段階によって異なってくる．

3．2つの記憶システム──記憶モデル

　記憶と認知症に関するあらゆる研究結果を理解するためには，モデルや仮説を考えてみるとわかりやすくなる．それらの一つに，われわれが有用と考える Larry Squire（1994）のモデルがあり，そこでは2種類の異なる記憶システムについて述べられている．

1）宣言的記憶

　1つ目のシステムは**宣言的記憶**（顕在記憶ともいわれる）といわれ，通常われわれが記憶といった時に思い浮かべるもので，事実や出来事を意識的に思い出すことである．これには例えば，われわれの生活のなかで起こったこと，今起こっていることなどの自伝的なエピソード記憶がある．認知症になると，つい最近の生活のエピソードを覚えてそれを思い出すことが大変難しくなる．それで，何かをたずねて答えてもらっても，5分後にはまた同じことをたずねることになる．答えてもらったことを記憶に残すことができないため，時間がたった後に思い出すこともできないのである．

　この例でもよくわかるように，「何度も同じ問いを繰り返す」という認知症患者の介護者からよく聞かれる苦情は，（すべてというわけではなくても）ほとんど宣言的記憶の低下によるものである．新たな情報を記憶できないことが認知症を定義づける特徴の一つであるが，認知症が進むにつれて，宣言的記憶に関する他の多くの認知面でも困難が増していく．例えば，人や物の名前を思い出せない，込み入った指示を実行することができない，まとまった一連の行動ができない，抽象的な思考ができない，などである．

　ここで重要なことは，認知症の人には問いに対する答えを知りたいと願う気持ちや，答えを得ることの重要性を理解する力が残っている，ということである．また，自分の記憶に問題があることに，ある程度気付いてもいる．たまたま他の認知障害をもつことになった人と全く同じで，障害されたパターンと保たれた能力のなかで自分の生活を理解し，できるかぎりの対応をしようとしているのである．したがって，認知症の人の行動パターンは常にわれわれが理解できるものではないにしても，全くでたらめなものではなく，一定のパターンがあると考えてよいと思う．

2）手続き記憶

　Squireのモデルでいう2つ目の記憶システムは**手続き記憶**（非宣言的，または潜在記憶ともいわれる）で，これは認知症になっても比較的障害されにくく，何らかの介入を成功させる基盤となるものである．手続き記憶にはいくつかの異なった記憶機能が含まれており，それには習慣，動作学習，古典的条件付け，反復プライミング*などがある．

　認知症がかなり進んだ段階でも習慣ないしは習熟した行動として保たれる能力には，例えば，（大きくはっきりと）書かれた文字の**音読**があるが，これは大変重要なポイントである．思い出すための手がかりとしてメモを用いることが，認知症の人の思考や行動に影響を与える強力な手段となるからである．この点については，後で実例を通してふれる．

　リハビリテーションに関連して手続き記憶の特徴をもう1点あげると，手続き記憶を用いる学習はしばしば**無意識**のうちに行われるということである．つまり，認知症の人は何かを学習することができても，学習したとは思っていない．例えば，楽器の演奏を練習したり，絵をカテゴリー分類する課題を練習したりすると，練習するたびにどんど

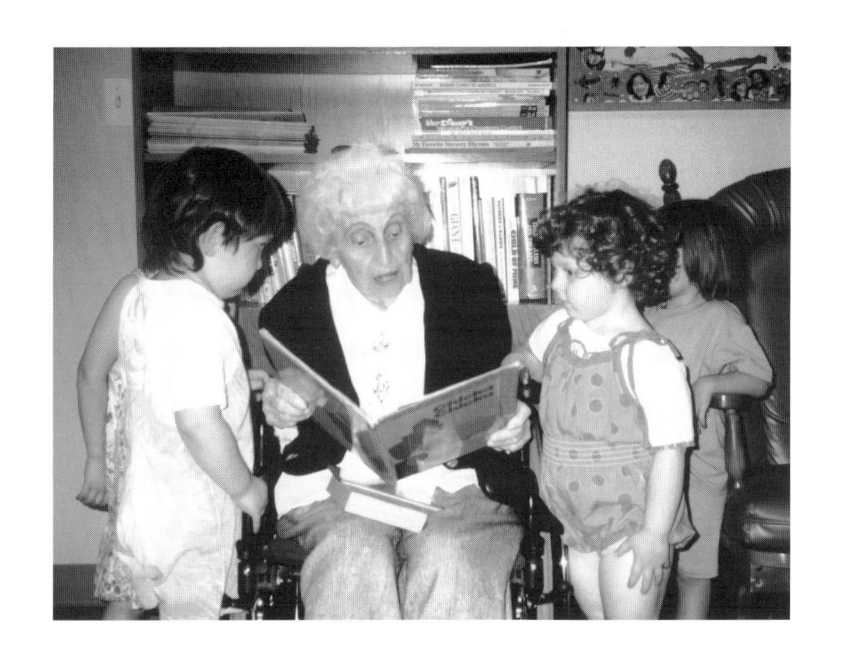

---

*プライミング：事前に提示された刺激が後続の行動に影響を与えること。反復プライミングは、先行刺激と後から与える刺激が同じ場合をいう。

ん上手になっていくが，彼らはそのような練習をしたことは覚えていないのである．

手続き記憶のもう一つの構成要素である**反復プライミング**は，間隔伸張法（SR法）と密接な関係がある．反復プライミングとは，初めて情報を得た時に比べて，同じことを繰り返した後には行動が改善されることをいう．簡単に言えば，練習してうまくなった，あるいは何かに慣れてきたというとき，その人は反復プライミングの効果を示しているわけである．反復プライミングについては非常に多くの方法で実験がなされ，研究論文になっている．

SR法では，たとえクライアントが以前にやった訓練を覚えていなくても，繰り返し練習することで改善が得られるため，本書でこれから述べるSR法による訓練効果は，反復プライミングが基本になっているものと思われる．

4．間隔伸張法の特徴

SR法は行動変容のいくつかの手続きを記憶にあてはめたものと考えられる．例えば，SR法は記憶に応用された**シェイピング***の一つである，とBjorkは述べている（1988）．つまりSR訓練の最終目標は，長期間（月・年単位）にわたって情報を保持して想起できるようになることだというのである．SR法では，クライアントは連続的に，より長い時間間隔をあけて想起する練習をしていく．ある間隔をおいて思い出すことに成功したら，次に思い出すまでの時間間隔が長くなるのである．もし正しく思い出すことができなければ，正しい答えを教えてもらい，それをすぐに繰り返して言うように求められる．そして次の時間間隔は，直前に成功したところまで戻して行うことになる．

このように時間間隔を伸ばしていくことは，ある意味で，しだいに訓練の最終目標に少しずつ近づいていくことを示している．SR訓練のなかで起こる強化は，外的なものではなく内的なものである．クライアントにとって，特にSR訓練の場以外では記憶の課題で失敗ばかりしている人にとって，情報を正しく思い出すことは非常に満足感を味わうことのできる価値のあることなのである．もちろん，シェイピングの技法では，外的な強化から内的な強化に変えていくこと，あるいは自然に起こる環境的条件によって，意図しないで行動できるように変えていくことを最終的な目標としている．SR法ではこの内的な強化がすぐに起こり，しかも効果的なため，外的な強化は訓練の一部としては行われない．

次にSR訓練の一例を示す（図1）．図によると，クライアントは，第1試行（20秒間隔）で目標となる情報を思い出すことができなかった．その後2〜5試行（間隔は90秒にまで伸びた）では思い出すことに成功し，120秒の間隔をおいた第6試行で失敗

---

*シェイピング（行動形成）：特定の行動を段階に分けて強化し訓練する過程

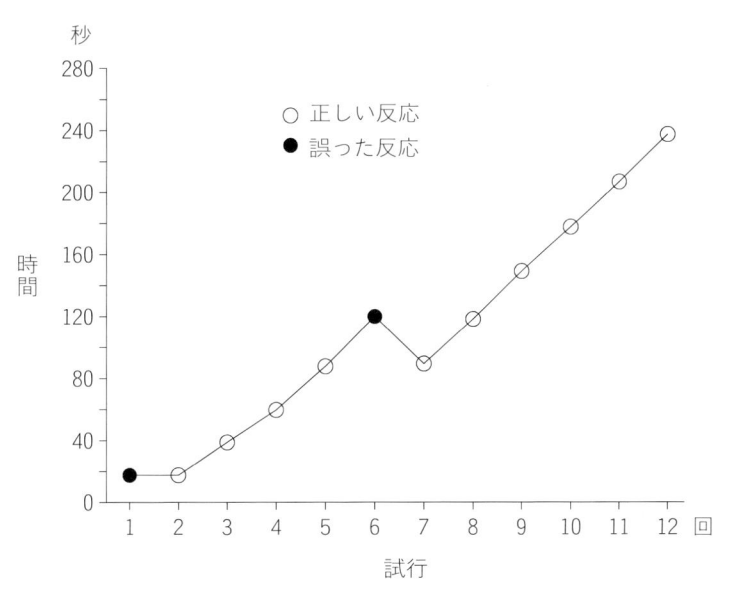

図1 SR訓練の典型例（1セッション）

している．そこで次の第7試行は90秒後に戻って行われた．次々と成功するたび（8～12試行）に徐々に想起までの時間間隔をあけ，240秒で最高点に達している．注意してほしいことは，もし正しく思い出せなかった場合，クライアントは正しい答えを教えてもらい，すぐにそれを繰り返して言うように求められることである．そして次は時間間隔を伸ばさず，最後に成功したところでもう一度試すのである．

SR法は，『誤りをさせない学習』という，近年神経心理学的リハビリテーションの文献にもよくみられる手続きを利用している．われわれは，この言葉をイギリスの研究者（Wilsonら，1994）が述べたのと同じ意味で用いている．Wilsonらは，一連の6つの実験から記憶障害の人が，誤りも起こりうる訓練設定（試行錯誤の学習）に比べ，誤りをしないような訓練設定（誤りをさせない学習）のもとで，より効果的に学習したことを報告している．シェイピングと同様に，誤りをさせない学習では，訓練で覚えた情報を正しく思い出した時，記憶障害の人たちに神経心理学的リハビリテーションでいう内的強化が起こるが，それは他の学習の場で用いられる外的強化と比べてたしかに内的だといえる．ここで興味深いのは，Wilsonら（1994）が，リハーサルを拡大するという方法（つまりSR法；Landauer & Bjork, 1978）による誤りをさせない学習についても言及していることである．

言語治療士（SLP*）がSR法を用いて施設入所者に自分の部屋番号を教えていた．入所者の部屋は210号室．

SLP　：今日はお部屋の番号を覚える練習をしましょう．この訓練のあいだに，お部屋の番号を教えてくださいとお願いしますからね．
入所者：そしたら105号って言えばいいんだね．105は半分だ．

　　この訓練セッションの中で，しばらくしたら彼は言った．

入所者：210，私の部屋は210号だ．じゃあ今度は君の部屋だ．君の部屋は何号室？
SLP　：私の部屋はないんです．ここには住んでいませんので．
入所者：それはよかったね．君は何も覚える必要はないんだ！

*SLP：Speach-language pathologist（米国の言語治療士）

2 これまでの研究

　Camp らは一連の研究において，認知症の高齢者に SR の技法を用いてある特定の情報を覚えてもらう訓練を行っている．そのなかには，
　　物の名前　　　　　　　（Abrahams & Camp，1993）
　　展望記憶*　　　　　　　（Camp ら，1996 a；Camp & Black，1992）
　　顔と名前の連合　　　　（Camp ら，1996 a；Camp & Schaller，1989；Camp & Stevens，1990）
　　物と置き場所の連合　　（Camp & Stevens，1990）
　　カレンダーなどの記憶の外的補助手段の使い方について
　　　　　　　　　　　　　（Camp ら，1996 a，1996 b；Stevens，O'Hanlon，& Camp，1993）
などがある．この研究では，訓練前には新しい情報を 60 秒間覚えておくことさえできなかった人が，SR 法によって数週間〜数カ月間にわたって記憶を保持しておくことができるようになっている．

　SR の技法は，特に認知症の人に適用しやすいいくつかの特徴を備えている．Camp (1989) によると，次に想起するまでの時間は，会話をしたり，ゲームをしたり，アルバムを見たりして過ごす．言語治療士（SLP）の場合，その間に，通常通りの言語訓練を行うことができることもわかっている（Brush & Camp，1998 a）．SR 訓練では，シェイピングの手続きを用いているため，クライアントは新たな情報を覚えるための他の方法と比較して，はるかに高い率で思い出すことができる．彼らの認知上の努力をほとんどあるいは全く必要としないで，学習が行われているものと思われる．

1．さまざまな種類の認知症に対する SR 法の効果

　SR 法はこれまでの症例検討により，次のような種類の認知症患者に対して効果があったことがわかっている．
　　アルツハイマー型認知症（Camp ら，1996 b；Mofat，1989）
　　パーキンソン病（以後，PD）による痴呆（Hayden & Camp，1995）
　　コルサコフ症候群による認知症（Hayden & Camp，1995）

---
*展望記憶（予期記憶　prospective memory）：これからの予定を覚えること

脳血管性あるいは混合性認知症(Abrahams & Camp, 1993 ; Bird, Alexopoulos, & Adamowityz, 1995など)

無酸素脳症による認知症（Birdら，1995）

例えばHaydenとCampは，PDによる認知症の男性が，通常新たな運動技能を獲得するのは困難であるにもかかわらず，SR法によって新たな動作を獲得することができたと報告している（1995）．これは，いくつかの理由から非常に重要な所見といえる．PDでは運動学習が障害され，連続運動や，どのような動きをするかを覚えることは，特にむずかしいとされている（Gibb, 1988）．

しかしHaydenとCampの研究（1955）では，PDでMMSE (Mini Mental Status Examination)（Folstein, Folstein, & McHugh, 1975）やMDRS (Mattis Dementia Rating Scale)（Mattis, 1988）の得点が認知症レベルの男性にSR法を用いて，運動記憶を要する2種の異なった課題を覚えて行動するような訓練を行った．1つ目の課題は，クーポンを取って，それを1ドルと引き換えるよう言葉で要求すること．2つ目は，紙を決められた順序で折ることであった．彼は，事前のテストでは，課題の動作を1つも遅延再生（時間をおいて思い出すこと）できなかったが，SR訓練を行った後では，どちらの課題についても完全に遅延再生できたのである．単純な運動の順序を覚えることや運動学習と言語学習を結びつけることができたことから，PDの患者にもSR訓練が有効であることがわかった．また，HIV患者の認知障害は，PDのような皮質下性の認知症とよく似た症状を示すので，SR法はHIV患者にも効果的だと思われる．

われわれは，今後引き続き，あらゆる治療的課題に対するSR訓練の効果について，またさらに多くの記憶障害の人達に対して，研究を行っていく予定である．1セッションのなかで，SR法によって多数の情報を訓練することができるかどうかを検証することにも興味をもっている．そのような新しい研究に関する最新情報に関心のある方は，われわれに連絡していただきたい．

2．介護者やセラピストによるSR法の実施例

ここでは主に，在宅の患者に対して研究者が行った介入について述べる．McKitrickとCampは研究を拡大し，Moffatによって行われたアプローチ（1989）と同様に，家庭の介護者に訓練を行わせた．他にも，同じく認知症患者への介入として，介護者にSR法を行うよう訓練した研究者がいる（Arkin, 1991 ; Riley, 1992）．またRileyは，初期段階の認知症の男性が，自分自身でSR法を用いて新しい情報を覚えることができたと症例報告している（1992）．

BrushとCamp（1998 a，1998 b）は，言語治療士（SLP）が，長期介護施設に入所中の認知症のクライアントの言語訓練と嚥下訓練においてSR法を実施したことを報告している．そしてCarruth（1997）は，ナーシングホームの入所者にスタッフの名前を覚えてもらうための訓練手段として，音楽療法を行う中でSR法を用いたことを報告している．この言語治療士が行った症例では，言語訓練や嚥下訓練の合間に想起の試行を組み込んでいる．このようなやり方は実験的手続きによる研究ほど正確ではないが，SR法は，このような実際の生活条件のなかで用いてこそ大きな効果を生むと思われる．

3 間隔伸張法の応用可能な領域

　これまでにも述べた通り，SR法は，いろいろな認知症の症状に対して，またさまざまな条件のもとで効を奏してきた．家庭や介護施設において，あるいはリハビリ治療を行う時に，クライアントに重要な情報を覚えてもらうのに有用な技法である．本書では，クライアントにSR訓練の適応があるかどうかを判断するスクリーニングの進め方を142ページに，実際のSR訓練の進め方の例を146ページに掲載している．
　リハビリテーション訓練の中でSR法を用いるセラピストは，これを治療の一つのモダリティあるいは治療的手技の一つとして記録するが，セラピストの選択次第では，SR法自体を訓練の目標としてあげることもできる．書き方の例としては，「クライアントがSR法を用いて安全な移乗（トランスファー）を行うことができるようにする」あるいは「スタッフと適切なやりとりをする能力を改善するために，SR法を用いて，看護婦の名前を90％の正確さで思い出すことができるようにする」など．
　次に記憶に障害のある人達にSR法を用いて，学習することのできた例を示す．

1．言語療法において

失名詞失語（物の名前を思い出せない）に対する代償法
　失名詞失語に対する効果的な代償法は，物の機能や特徴について説明することである．SR法を用いて，クライアントに，物の名前を思い出せない時，どのような物か，その機能や特徴を説明するよう教える．SR訓練と結びつけてこの代償法を用いる練習をするとよい．

【例】
セラピスト：なにか物の名前を思い出すことができないときは，これまで練習してきたように，どんな物か，何に使うかを言ってくださいね．では，物の名前を思い出すことができない時，どうしますか？
クライアント：どんな物か，何に使うかを言います．

嚥下の代償法
　嚥下の代償法〔喉頭閉鎖嚥下法（息こらえ嚥下），メンデルソン法，努力嚥下，声門閉鎖嚥下法（声門越え嚥下）など〕を教えるのにSR法を用いる．喉頭蓋谷への残留を

クリアするために，水分と固形物の交互嚥下を行ったり（Brush & Camp, 印刷中），姿勢や頸部の向きを変えたりする場合にも使える．

【例1】
セラピスト：食べ物を飲み込んだ後で，飲み物を一口飲んでくださいね． 食べ物を飲み込んだ後どうしたらいいですか？
クライアント：飲み物を一口飲みます．（実際にしてみる）

【例2】
セラピスト：食べ物を飲み込む時，こんなふうに顎を引いてください．（セラピストがしてみせる） 飲み込む時，どんなふうにしたらいいですか？
クライアント：顎を引きます．（クライアントがしてみる）

構音障害

構音障害は発話の運動機能の障害で，言葉が不明瞭になり理解されにくくなる．SR法を用いた訓練で，クライアントに正しい舌の位置や適切な発話速度，呼吸法などを覚えてもらう．

【例1】
セラピスト：エル（/l/）の音を出す時には，こんなふうに舌を上の歯の裏に当ててくださいね． では，エルの音を出す時には舌をどのようにしたらいいですか？
クライアント：歯の裏に舌を当てます．（クライアントがしてみる）

【例2】
セラピスト：話し始める前に大きく息を吸ってみてください． 話し始めるとき，どうしたらいいですか？
クライアント：大きく息を吸います．（クライアントがしてみる）

音声治療

SR法は適切な発声法を覚える，声の大きさを変える，声の衛生を実行する，適切な呼吸法をする，楽な発声をする，適切な声の高さを保つなどといったことを覚えてもらううえでも役立つ．

【例】
セラピスト：人とお話する時には，このくらい大きな声で話しましょう．　どんなふうに話したらいい？（適切な大きさで話してみせる）
クライアント：大きな声で話します．

2．理学療法において

安全管理

記憶に問題のある人は，判断力が乏しくなり，安全性に対する注意が障害されることがよくある．車椅子のブレーキをかけて，アームレストを腕で押して車椅子から立ち上がり，座る前に自分の脚の後ろに椅子があることを確かめるということを覚えると，移乗動作が改善され，理学療法でも作業療法でもゴールとなる動作をすることができるようになる．

【例】
セラピスト：座る前に，必ず後ろに椅子があることを脚の感覚で確かめてください．（セラピストがしてみせる）　座る前にどうします？
クライアント：後ろに椅子があることを脚の感覚で確かめます．（クライアントがしてみる）

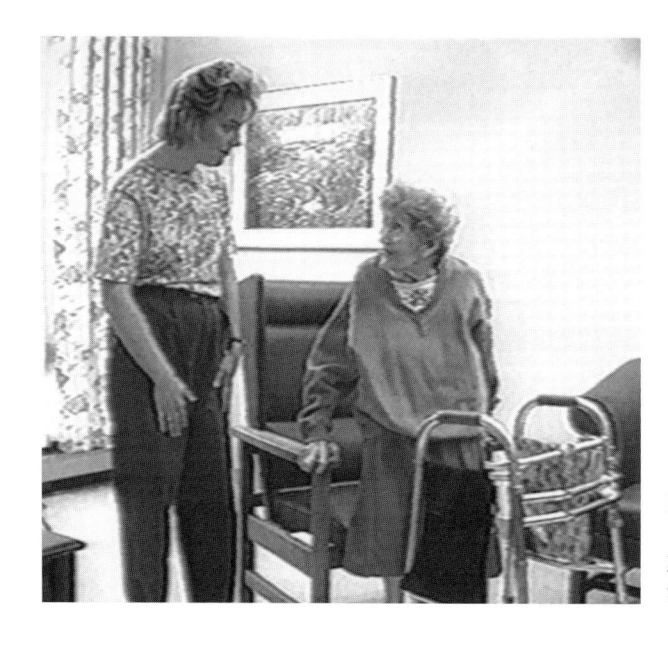

「椅子に座るときは後ろに椅子があることを手で確かめてから座る」ことを，動作とともにことばで学び，実際の生活場面で応用しているところ．

歩行訓練

歩行訓練は順序だった一連の動きから成り立っているので，覚えなくてはならない段階がたくさんある．そこで，クライアントに覚えてもらいたい最も重要な要素を選ぶ．そして SR 法を用いて，歩幅の訓練（大きく踏み出す）をしたり，ウォーカーを使ってそのなかで行動することや，まず杖を前に出してから足を進めることなどを教えたりする．

【例】

セラピスト：ウォーカーで歩く時は，ずっとこの中にいてくださいね．（セラピストがしてみせる）　ウォーカーで歩く時にはどのようにしますか？

クライアント：こんなふうに，ずっとこの中にいるのよ．（クライアントがしてみる）

3．作業療法において

福祉用具

福祉用具を使うことによって，身体的・認知的・視覚的に障害をもつ人達が，それぞれの環境の中で自立して生活することができるようになる．これらの用具のなかには，たいていの人がそれまで見たこともない物がある．

> リーチャー[*1]，ドレッシングスティック[*2]，手すり，長い柄のスポンジやブラシ，トランスファーボード[*3]，特殊な台所用具など．

【例 1】

セラピスト：ポータブルトイレ（室内便器）から立ち上がる時には，手すりを押して立ち上がってください．（セラピストがしてみせる）
トイレから立ち上がる時にはどうしますか？

クライアント：手すりを押して立ちます．

【例 2】

セラピスト：安全のため，物を運ぶ時はシルバーカーを使いましょう．
荷物を運ぶ時は何を使いますか？

クライアント：シルバーカーを使います．（クライアントがしてみる）

[*1] リーチャー：手の届かない所にある物を引き寄せたり、手の届かない部分の着衣を整えるための棒
[*2] ドレッシングスティック：服を着るのを助ける棒
[*3] トランスファーボード（トランスファーエイド）：横滑りで移動する際に用いる板

【例 3】
セラピスト：車椅子からずり落ちないように，足をフットレストに乗せましょう．
　　　　　足をどこに置いたらいいですか？
クライアント：フットレストの上です．（クライアントがしてみる）

日常生活動作

　SR 法は更衣動作，動作の単純化，体力の消耗を防ぐことなど一連の課題動作のなかの 1 段階あるいはいくつかの段階を覚えることにも用いられる．

【例 1】
セラピスト：まず右手からシャツの袖を通しましょう．（セラピストがしてみせる）
　　　　　シャツを着る時まずどうしますか？
クライアント：まず右手から．（クライアントがしてみる）

【例 2】
セラピスト：テーブルセッティングを楽にするために，ワゴンを使いましょう．（セラピストが，ワゴンを使ってしてみせる）　では，テーブルの用意をするときどうしますか？
クライアント：ワゴンを使います．（クライアントがしてみる）

4．音楽療法・芸術療法において

楽器の使用（演奏）

　クライアントが訓練の一環として楽器の演奏を習ったり，合奏などのグループ活動に参加したりすることがあると思われるが，楽器を実際に演奏してみせながら SR 法を用いて，音楽についての新しい情報を教えてみよう．

【例 1】
セラピスト：キーボードは，このように弾きます．（セラピストがしてみせる）　では，このキーボードはどうやって音を出しますか？
クライアント：こうやって弾くんでしょ？（クライアントが実際に弾いてみる）

【例2】
セラピスト：私があなたを指差したら，ベルを鳴らしてくださいね．（セラピストがしてみせる）　では，私が指差したらどうしたらいい？
クライアント：このようにベルを鳴らします．（クライアントが実際にしてみる）

創作活動の過程で

記憶障害のクライアントにとっては，一連の動きを順序正しく行うことは大変むずかしいので，たとえば絵筆を少し水に浸すこととか，接着剤を塗ったら貼る前に少し乾かすことなど，重要なステップを覚えるのにSR法を用いてみよう．

【例】
セラピスト：絵の具をつける前に，絵筆を少し水に浸してくださいね．では，絵の具をつける前に絵筆をどうしたらいいですか？
クライアント：まず水に浸すんだったわ．（クライアントが実際にしてみる）

5．介護スタッフ・家族による訓練

SR法は，家族や介護スタッフ，その他の介護者が用いてもうまくいく．セラピストは介護者と密接な連携をとり，クライアントにとってどの情報を学習するのが最も有効

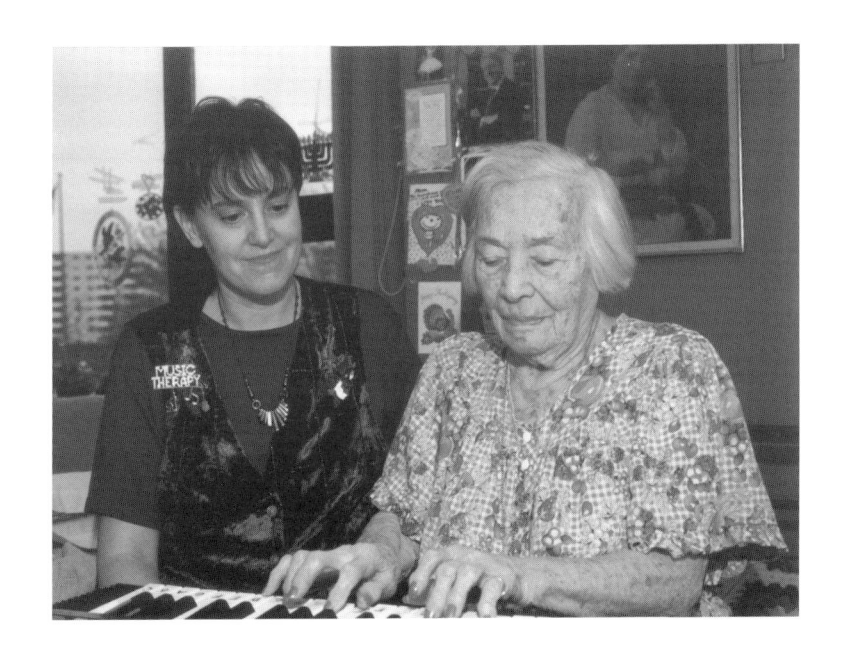

かを決める手助けをすることができる．そして介護者に，家庭や介護施設でSR訓練を行うよう指導することができる．

何度も同じ質問を繰り返す時

記憶障害のクライアントは，「家族はどこ？」「ご飯はいつ？」「お薬を飲んだかしら？」「どうしてこの薬を飲むの？」「どこへ行くの？」などと同じことをしょっちゅう繰り返したずねるものである．クライアントが最も聞きたいと思うような答え，あるいは不安を取り除くことができるような答えを決めて，SR法を用いて，彼らの求めている情報を教える．

【例1】
介護者：午前8時と午後4時にお薬を飲むことになっています．お薬の時間は何時ですか？
クライアント：8時と4時だったわね．

【例2】
介護者：あなたはメノラパークに住んでいらっしゃいますね．あなたはどこにお住まいですか？
クライアント：メノラパークでしょ．

【例3】
介護者：ご家族はあなたがここにいらっしゃるので安心しておられますよ．家族の方はあなたにどこに住んでもらいたいと思っていますか？
クライアント：ここに居てもらいたいのよね．

言葉を思い出せない時

言葉を思い出せないことは非常にイライラすることである．認知症になると，家族や介護スタッフ，ペット，趣味活動に用いる道具など，身の回りの大切なものの名前を思い出さないことがよくある．SR法を用いて大切なものや人の名前を教える．

【例1】
介護者：あなたの息子さんの名前はマイケルさんでしたね．　息子さんのお名前は？
クライアント：息子の名前は，マイケルよ．

【例2】
介護者：編物をするときには，編み針と糸が必要ですね．　では，編物をする時には何を使いますか？
クライアント：編み針と糸が要るわね．

時間，数，その他の重要な情報について

部屋番号や住所，電話番号，生年月日や何かの記念日などを覚えたいというクライアントも多いが，SR法でこれらの数の情報をうまく覚えることができる．

【例】
介護者：1933年，7月10日に結婚なさったんですね．　では，いつ結婚されましたか？
クライアント：1933年の7月10日だよ．

伝言板の場所，カレンダーや予定表の使い方

カレンダー，予定表，伝言板などは，自立を助けたり不安を取り除いたりするための手がかりとして有効であるが，クライアントがこれらを使うということを覚えていなければ役に立たない．家庭では，彼らのために，毎日の伝言を，冷蔵庫かどこか他のわか

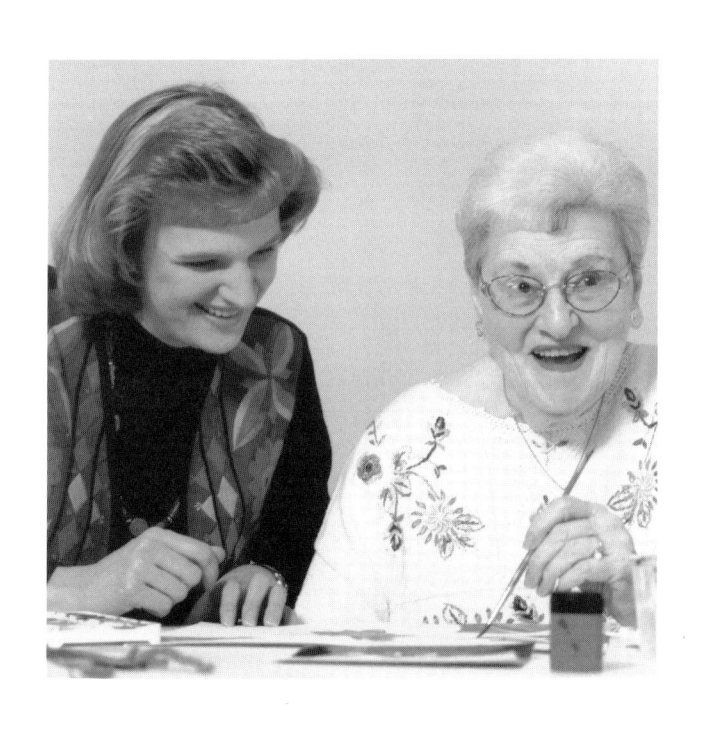

りやすい場所におく．介護施設では，伝言をホワイトボードに書いたり，行事予定を壁に貼ったりするが，週間予定表などでは大きすぎるので，1回に1日分だけ貼るようにする．そして，SR法を使って，クライアントに，どこを見れば情報がわかるかを教える．

【例1】
介護者：今日何をするか知りたい時は，ここに来てこの予定表を見てくださいね．今日の予定を知りたい時は，どこを見ればいいですか？
クライアント：ここに来てこの表をみればいいんだ．（クライアントが実際にしてみる）

【例2】
介護者：朝起きたら，冷蔵庫のところへ行って，私が書いておいた伝言を見てね．（家族が実際にしてみせる）　朝起きたときどうしたらいい？
クライアント：冷蔵庫のところへ行ってメモを見る．（クライアントが実際にしてみる）

　運動療法のプログラムのなかで，SR法を用いて，ウォーカーにしっかり入って歩くように教える訓練を行っていた．
　クライアントは「ウォーカーを使う時どのようにしたらいい？」とたずねられ，正しい答えを教えてもらうということを繰り返すうち，こう答えた．
「君は賢いから，知っているはずだよ！」

II 間隔伸張法の実際

1 間隔伸張法を実施する前に

☐ SR訓練を始める前に，クライアントにスクリーニングを行い，この訓練の適応があるかどうか判断する．スクリーニングのどこかのレベルで3回誤ったら，その人にはSR訓練の適応はない．

☐ クライアントと向かい合い，常にアイコンタクトをとるようにする．訓練者は，受容的な態度や話し方を常に保っているか，自分の声の調子や態度などをチェックする．

☐ もしSR法を行ってクライアントが混乱するようなら，中止する．SR訓練は楽しくてやりがいのある経験でなくてはならない．クライアントが訓練を楽しみにするようでなくてはならないのである．

☐ 治療計画を立てたり経過を記録したりする際には，SR法を訓練の1つのモダリティあるいはアプローチ法の一つとして考える．訓練目標は通常どおり，機能面に関する表現で表せばよい．SR訓練はあくまでもセラピストが目指す訓練目標の達成を促進するために行う，記憶面への介入である．

☐ 新たな情報の学習は，比較的楽(らく)に行われなければならない．情報を覚えるのに，非常に努力を要するようなら，SR訓練はその人には適していないということである．

☐ クライアントにとって正しく情報を思い出すことがむずかしい場合や，想起の時間間隔を伸ばすことができない場合，178ページを参照して，クライアントのニーズ

に合うよう SR 訓練を調整する．

☐ 常にクライアントが覚えたい情報，あるいはクライアントの日常にとって有意義な情報を教える．

☐ もしできるならば，これから覚えようとする情報を，クライアント自身が選ぶか，一緒に決めるようにする．

☐ 抽象的ではなく，具体的な情報を教える．どんな訓練でも，始める前に，クライアントが情報の内容を理解しているかどうか確かめる．

☐ 1 セッションの中で実施する想起の回数は，セッションの長さ，クライアントの反応の正確さによって異なる．SR 訓練のためだけに治療時間を延長する必要はない．また 1 回のセッションで達成しなくてはならない回数が決まっているわけではない．

☐ 訓練ではできるだけ誤りをさせないようにする．もしクライアントが誤りをした時は，受容的な態度で正しい情報を伝え，その情報を繰り返して言うように求めて，正しく思い出す機会を即座に与える．

☐ どういう反応を正しいとするかについては，一貫して判定するようにする．

☐ 1 回に 1 つの情報を教えるようにする．3 セッション続けてその冒頭で正しい反応ができたら，次の新しい情報に関する訓練を始めることができる．

☐ クライアントが，覚える内容を継続して行ううえで，身体面にも認知面にも無理はないかどうかを確かめておく．

☐ 訓練以外の場面でも，SR 法を用いて，代償法の訓練などのフォローをする．これは訓練で学習したことの般化を促進する．

☐ 車椅子のブレーキをかける，伝言板を見るために特定の場所へ行く，というような動作の訓練を行う時は，動作や目標となる行動に，必ず言語的な反応を組み合わせる．そしてクライアントは，行動することと，正しい情報について言うことの両方をしなくてはならない．

☐ 掲載したデータシート（169〜177ページ）を利用して，SR法の時間間隔とゴールに向けてのクライアントの実績を記録する．

☐ 時間を計るのにストップウォッチは必要ない．間隔は厳密でなくてもよいので，腕時計か部屋にある時計で十分である．目標とする時間間隔に近いあたりで，会話などが自然に途切れた時にたずねればよい．

☐ 各クライアントの保たれた能力や障害はまちまちなので，1つのセッションから次のセッションまで情報を維持できるようになるまでに要する訓練の量は，個人によって異なる．たいていの場合5〜6回の訓練で維持できるようになるが，なかには数週間の訓練を要するクライアントもいる．

☐ 大まかに言って，およそ6回のセッションを行って，クライアントが4分以上情報を維持することができない場合は，178〜182ページで述べるように，クライアントのニーズに応じて「過剰学習」を行うか，文字情報などの刺激を追加するとよい．このような技法をおよそ6セッション試してみる．もしそれでも進歩がみられなかったら，長期にわたって記憶できる可能性は低いということになる．

2 スクリーニングの進め方

○ クライアントに実施する前に教示を復習し，SR の技法（進め方）について練習しておく．
○ このスクリーニング用紙を用いて，クライアントが SR 訓練に適しているかどうか判断する．
○ 以下のようなスクリーニングの3つのレベルのどこかで3回誤まったら SR 訓練は中止する．
  直後再生 ：遅延なし．
  遅延再生（短）：15 秒程度の遅延あり．
  遅延再生（長）：30 秒程度の遅延あり．
○ スクリーニングで必ずしも名前を教える必要はない．クライアントが実際に必要としている情報を用いて行えばよい．

直後再生

ここでの誤りをすべて記す：＿＿＿＿＿＿　＿＿＿＿＿＿　＿＿＿＿＿＿

段階1 次のように言って始める．
  「今日は，私の名前を覚える練習をしたいと思います．
  私の名前は＿＿＿＿＿＿＿です．　では，私の名前は？」

段階2 もし正しく答えたら，
  「そうです．覚えてくださってうれしいわ」
  と言い，遅延再生（短）の段階1に進む．

段階3 もし正しく答えられなかったら，最初と全く同様に，段階1を繰り返す．

段階4 2回目で正しく答えたら，遅延再生（短）に進むが，
  2回目も正しく答えられなかったら，もう一度段階1を繰り返す．

段階5　3回目で正しく答えたら，遅延再生（短）の段階1に進む．
　　　　もし3回とも正しく答えられなかったら，中止する．
　　　　その場合，SR訓練の適応はないので，ここで終了となる．

遅延再生（短）

ここでの誤りをすべて記す：＿＿＿＿＿　＿＿＿＿＿　＿＿＿＿＿

段階1　次のように言って，たずねるまでにわずかに時間（およそ10〜15秒）をあける．
　　　　「では，今日あなたと一緒に練習していることについて，もう一度おたずねしますよ．　私の名前はなんですか？」

段階2　もし正しく答えたら，
　　　　「そうです．覚えてくださってうれしいわ」
　　　　と言って，遅延再生（長）の段階1に進む．

段階3　もし正しく答えられなかったら
　　　　「実はね，私の名前は，＿＿＿＿＿＿＿＿です．　では，私の名前は？」
　　このように，患者に正しい情報を教えてすぐに思い出すよう，直後再生を求める．
　　そして**直後再生の段階2に戻って**，そこからやり直す．

　　遅延再生（短）で3回正しく答えられなかったら中止する．
　　この場合SR訓練の適応はないので，ここで終了となる．

遅延再生（長）

この段階での誤りをすべて記す：＿＿＿＿＿　＿＿＿＿＿　＿＿＿＿＿

段階1　次のように言って，たずねるまでにやや長めに（およそ20〜30秒）時間をあける．
　　　　「私の名前を長く覚えていてくださいました．本当によく頑張ってくださいましたね．ずうっと覚えていていただきたいので，訓練中にたびたびおたずねして，練習したいと思います．

　　　　　　　私の名前は？」

段階2　　　もし正しく答えたら，
　　　　　　「そうです．よく覚えていてくださいました」
　　　　　とほめて，訓練継続へと進む．

段階3　　　もし正しく答えられなかったら，
　　　　　　「実は私の名前は＿＿＿＿＿＿＿＿です．　私の名前は？」

　遅延再生（短）の段階1に戻り，そこからやり直す．
　遅延再生（長）で3回正しく答えられなかったら，中止する．
　この場合 SR 訓練の適応がないので，ここで終了となる．

訓練継続

　スクリーニングを通過したら，
　　「よく私の名前を覚えてくださいました．訓練の中でもう少しこの練習を続けましょうね」
と，励ますような言葉をかけながら，訓練を進める．

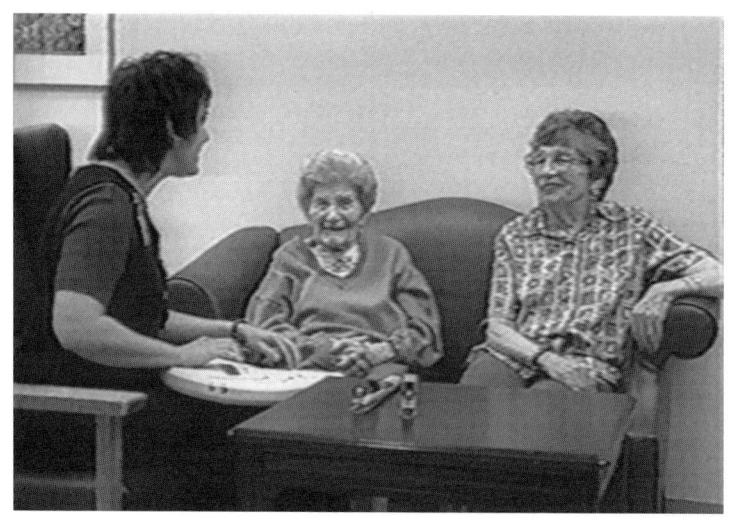

【音楽療法】
歌を使って問いの時間を埋めながら仲間の名前を覚える．

終了

スクリーニングを通過しなかったら，次のように言う．
　「よく頑張ってくださってありがとうございました．今度は別のことをやりましょう」

3 対話の実際

部屋番号を覚える

○ 訓練経過をわかりやすくするために，169〜177ページのデータシートのいずれかを用いて，実施した時間間隔を記録していく．
○ いつもと同じように訓練セッションや会話を始め，次のように言う．

段階1　「今日は，新しいことを覚えていきましょう．まず覚えるのは，○○さんのお部屋の番号です．あなたのお部屋は，118号室ですね．では，○○さんのお部屋は何号室ですか？」

■ もし正しく答えられなかったら，次のように言う．
「実はね，○○さんのお部屋は118号室です．では，○○さんのお部屋は何号室ですか？」

このように，クライアントに正しい情報を伝え，すぐに正しく思い出す機会を与える．そして，段階1に戻る．

□ もし正しく答えたら，
「その通りです，よく覚えてくださいました」
と成功を喜ぶ．
⇒ そして，段階2（1分後に思い出す）へと進む．

およそ1分が経過したら，再び次のようにたずねる．

段階2　「○○さんのお部屋は何号室ですか？」

■ もし正しく答えられなかったら，次のように言う．
「○○さんのお部屋は118号室ですよね．では，○○さんのお部

　　　　　屋は何号室ですか？」
⇒　そして再び段階1に戻る．

□　もし正しく答えたら，
　　「その通りです．よく覚えてくださいました」
　　と成功を喜ぶ．
⇒　そして段階3（2分後に思い出す）へと進む．

およそ2分が経過したら，また次のようにたずねる．

段階3　「○○さんのお部屋は何号室ですか？」

■　もし正しく答えられなかったら，正しい情報を伝えて，すぐに思い出してもらう．それから段階2（1分後に思い出す）に戻る．

□　もし正しく答えたら，成功を喜び，ほめる．
⇒　次に4分後に思い出してもらうが，それまでの時間は会話をしたり他の訓練課題を行ったりする．

およそ4分が経過したら，また次のようにたずねる．

段階4　「○○さんのお部屋は何号室ですか？」

■　もし正しく答えられなかったら，正しい情報を伝えて，すぐに思い出してもらう．それから段階3（2分後に思い出す）に戻る．

□　もし正しく答えたら，成功を喜び，ほめる．
⇒　次に8分後に思い出してもらうが，それまでの時間は会話をしたり，他の訓練課題を行ったりする．

およそ8分が経過したら，また次のようにたずねる．

段階5　「○○さんのお部屋は何号室ですか？」

- ■ もし正しく答えられなかったら，正しい情報を伝えて，すぐに思い出してもらう．それから段階4（4分後に思い出す）に戻る．

- □ もし正しく答えたら，成功を喜び，ほめる．
- ⇒ 次に16分後に思い出してもらうが，それまでの時間は会話をしたり，他の訓練課題を行ったりする．

およそ16分が経過したら，また次のようにたずねる．

段階6　「○○さんのお部屋は何号室ですか？」

- ■ もし正しく答えられなかったら，正しい情報を伝えて，すぐに思い出してもらう．それから段階5（8分後に思い出す）に戻る．

- □ もし正しく答えたら，成功を喜び，ほめる．
- ⇒ 次に32分後に思い出してもらうが，それまでの時間は会話をしたり，他の訓練課題を行ったりする．

○ このように次に思い出すまでの時間間隔を倍に増やしながら訓練を続ける．
○ 次のセッションの冒頭で，SR訓練を始める前に，その情報について思い出してもらう．その時クライアントが正しく思い出すことができたら，その情報については，そのセッションでさらに訓練する必要はない．
○ そしてもしその情報について，3セッション続けて冒頭で正しく思い出すことができれば，もうその情報についての訓練を行う必要はない．クライアントにとって有用な別の情報を訓練するとよい．しかし記憶として維持するために，各セッションの冒頭で，その情報についてたずねることは続ける．
○ もしセッションの冒頭でクライアントが正しく思い出すことができなければ，正しい情報を伝えてすぐに思い出してもらい，それから**前回のセッションで成功した最長の時間間隔にまで戻って思い出してもらう**．もしその間隔で成功すればそこから間隔を2倍に増やしていき，その間隔で思い出せなければ，段階1まで戻って再び訓練をやり直す．

同じ質問を繰り返すことに対して

○ 訓練経過をわかりやすくするために，169〜177ページのデータシートのいずれかを用いて，実施した時間間隔を記録していく．
○ いつもと同じように訓練セッションや会話を始め，次のように言う．

段階1　「あなたのご家族はあなたがここにいらっしゃることをご存知ですね．今日は，そのことを覚える訓練をしましょう．○○さんがもしご家族のことについて知りたければ，あなたへのメッセージをここで読むことができますよ．（と，メッセージのそばに立つ，あるいはその方向へ歩いて行く）　もしご家族のことについて知りたくなったら，どこを見たらいいですか？」

■　もし正しい反応ができなかったら，次のように言う．
「実は，ここまで来て，このメッセージを読めばいいのですよ．（実際にしてみせる）　もしご家族のことを知りたくなったら，どこを見ればいいですか？」

このように，クライアントに正しい情報を伝え，すぐに正しく思い出す機会を与える．そして，段階1に戻る．

□　もし正しく答えて実行することができたら，
「その通りです，よく覚えてくださいました」
と成功を喜ぶ．
⇒　そして，段階2（1分後に思い出す）へと進む．

およそ1分が経過したら，再び次のようにたずねる．

段階2　「もしご家族のことを知りたくなったら，どこを見ればいいですか？

■　もし正しい反応ができなかったら，次のように言う．
「実は，ここまで来て，このメッセージを読めばいいのですよ．（実際にしてみせる）　もしご家族のことを知りたくなったら，どこを見

　　　　　　　　ればいいですか?」
　　⇒　そして再び段階1に戻る．

　　□　もし正しく答えて実行することができたら，
　　　　「そのとおりです．よく覚えてくださいました」
　　　　と成功を喜ぶ．
　　⇒　そして段階3（2分後に思い出す）へと進む．

およそ2分が経過したら，また次のようにたずねる．

段階3　「もしご家族のことを知りたくなったら，どこを見ればいいですか?」

　　■　もし正しい反応ができなかったら，正しい情報を伝えて，すぐに思い出してもらう．それから段階2（1分後に思い出す）に戻る．

　　□　もし正しく答えて実行することができたら，成功を喜び，ほめる．
　　⇒　次に4分後に思い出してもらうが，それまでの時間は会話をしたり，他の訓練課題を行ったりする．

およそ4分が経過したら，また次のようにたずねる．

段階4　「もしご家族のことを知りたくなったら，どこを見ればいいですか?」

　　■　もし正しい反応ができなかったら，正しい情報を伝えて，すぐに思い出してもらう．それから段階3（2分後に思い出す）に戻る．

　　□　もし正しく答えて実行することができたら，成功を喜び，ほめる．
　　⇒　次に8分後に思い出してもらうが，それまでの時間は会話をしたり，他の訓練課題を行ったりする．

およそ8分が経過したら，また次のようにたずねる．

段階5　「もしご家族のことを知りたくなったら，どこを見ればいいですか？」

- ■ もし正しい反応ができなかったら，正しい情報を伝えて，すぐに思い出してもらう．それから段階4（4分後に思い出す）に戻る．

- □ もし正しく答えて実行することができたら，成功を喜び，ほめる．
- ⇒ 次に16分後に思い出してもらうが，それまでの時間は会話をしたり，他の訓練課題を行ったりする．

およそ16分が経過したら，また次のようにたずねる．

段階6　「もしご家族のことを知りたくなったら，どこを見ればいいですか？」

- ■ もし正しい反応ができなかったら，正しい情報を伝えて，すぐに思い出してもらう．それから段階5（8分後に思い出す）に戻る．

- □ もし正しく答えて実行することができたら，成功を喜び，ほめる．
- ⇒ 次に32分後に思い出してもらうが，それまでの時間は会話をしたり，他の訓練課題を行ったりする．

○ このように次に思い出すまでの時間間隔を倍に増やしながら訓練を続ける．
○ 次のセッションの冒頭で，SR訓練を始める前に，その情報について思い出してもらう．その時クライアントが正しく思い出すことができたら，その情報については，そのセッションでさらに訓練する必要はない．
○ そしてもしその情報について，3セッション続けて冒頭で正しく思い出すことができれば，もうその情報についての訓練を行う必要はない．クライアントにとって有用な別の情報を訓練するとよい．しかし記憶として維持するために，各セッションの冒頭で，その情報についてたずねることは続ける．
○ もしセッションの冒頭でクライアントが正しく思い出すことができなければ，正しい情報を伝えてすぐに思い出してもらい，それから**前回のセッションで成功した最長の時間間隔にまで戻って**思い出してもらう．もしその間隔で成功すればそこから間隔を2倍に増やしていき，その間隔で思い出せなければ，段階1まで戻

●職員に対して「食事はいつか」という質問を繰り返す患者への対処法

1. 「ハンドバックを常に身体から離さず持ち歩く」，という行動を利用して，食事時間を書いたカードをバッグに結びつけておく．
2. 「食事時間がいつかを知りたくなったら，バッグに結びつけたカードを見る」という行動を間隔伸張法を用いて定着させる．
3. ステップとステップの間隔約1分を言語訓練課題（語想起）で埋める．

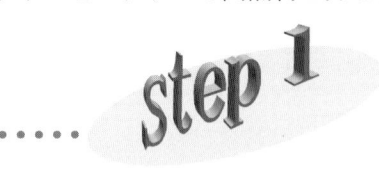

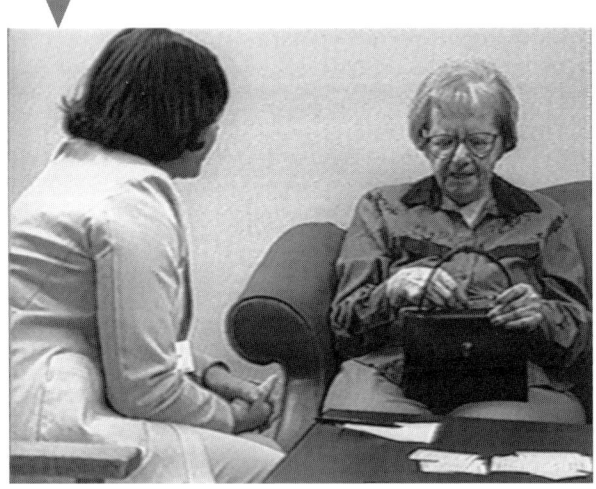

step 1

SLP 食事がいつかを知りたいときはどこを見ますか？
患者 ここにあるカードに書いてあります．朝食は8時，昼食は1時，夕食は6時です．
SLP そうですね．朝食はどうでしたか？何を食べましたか？

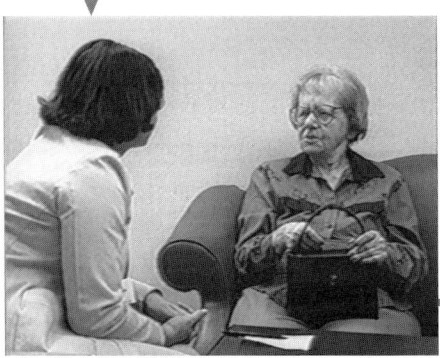

SLP オレンジジュースを飲みましたか？
患者 ジュースはいつもです

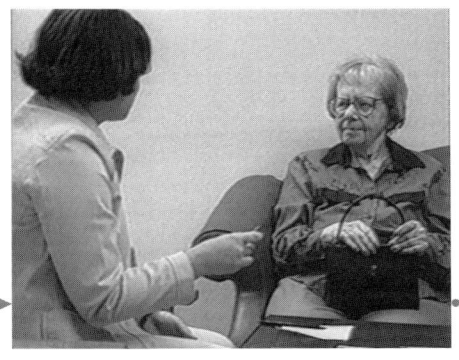

SLP じゃ，私の番です（思い出してもらうまでの時間を訓練課題で埋める．ここではPACEの訓練の方法に従って，お互いに順にカードを引き，そこに書かれた課題を行う）　「ゲームの名前を3つ言って下さい」

記憶の改善テクニック：間隔伸張法

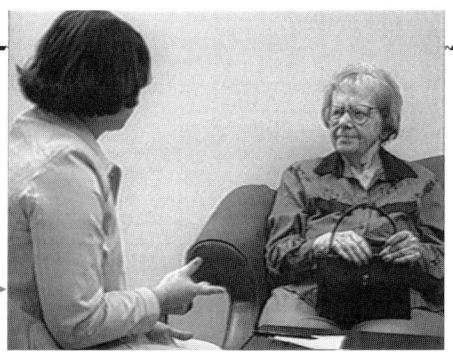

SLP　ビンゴ，トランプ，チェスで3つですね．
　　　何か好きなゲームがありますか？
患者　前は麻雀をよくやったけど，今はして
　　　いないわ．

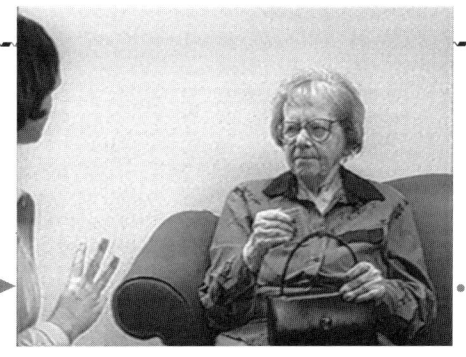

SLP　うるさい音をたてるものを3つ言って
　　　下さい．
患者　トラック，電話のベル，…赤ちゃん

step 2　1分後

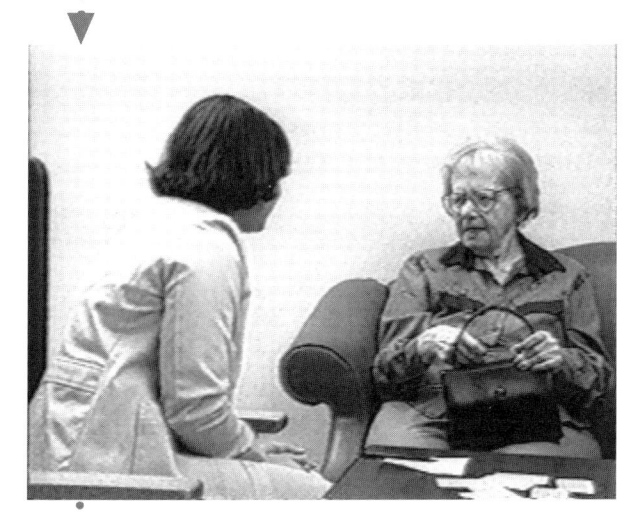

SLP　食事がいつかを知りたい時はどこを見
　　　ますか．
患者　リストをここに持っています．
　　　朝食は8時で，昼食は1時，夕食は6
　　　時です．
SLP　では次の食事は何ですか？
患者　次の食事….
SLP　今，朝食を食べたばかりだから，次は
　　　昼食ですね

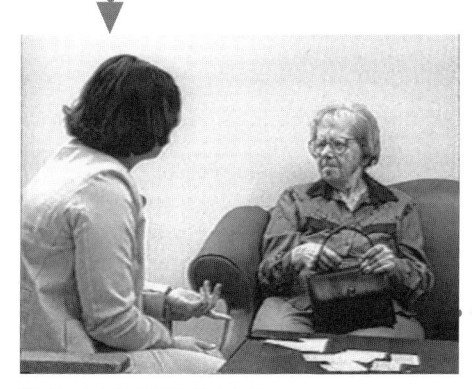

SLP　昼食は何時ですか？

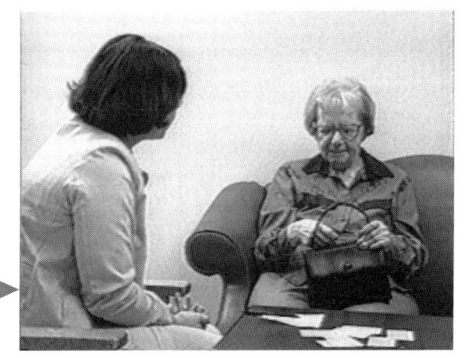

患者　お昼は1時です．

*SLP：Speach-language pathologist（米国の言語治療士）

って再び訓練をやり直す．

嚥下の代償法

○ 訓練経過をわかりやすくするために，169～177 ページのデータシートのいずれかを用いて，実施した時間間隔を記録していく．
○ いつもと同じように訓練セッションや会話を始め，次のように言う．

段階1 「今日は，安全な食べ方の練習をしましょう．まず練習するのは，食べ物を飲み込んだ後，飲み物を一口飲むようにすることです．食べ物を飲み込んだら，飲み物を一口飲んでくださいね．　では，食べ物を飲み込んだ後，どうしたらいいですか？」

■ もし正しい反応ができなかったら，次のように言う．
「実は，飲み物を一口飲んでいただきたいんです．　では，食べ物を飲み込んだ後どうしたらいいですか？」

このように，クライアントに正しい情報を伝え，すぐに正しく思い出す機会を与える．そして，段階1に戻る．

□ もし正しく答えて実行することができたら，
「その通りです，よく覚えてくださいました」
と成功を喜ぶ．
⇒ そして，段階2（1分後に思い出す）へと進む．

およそ1分が経過したら，再び次のようにたずねる．

段階2 「食べ物を飲み込んだ後どうしたらいいですか？」

■ もし，正しい反応ができなかったら，次のように言う．
「実は，飲み物を1口飲んでいただきたいんです．　では，食べ物を飲み込んだ後どうしたらいいですか？」

- ⇒ そして再び段階1に戻る．

- ☐ もし正しく答えて実行することができたら，
  「その通りです．よく覚えてくださいました」
  と成功を喜ぶ．
- ⇒ そして段階3（2分後に思い出す）へと進む．

およそ2分が経過したら，また次のようにたずねる．

段階3 　「食べ物を飲み込んだ後どうしたらいいですか？」

- ■ もし正しい反応ができなかったら，正しい情報を伝えて，すぐに思い出してもらう．それから段階2（1分後に思い出す）に戻る．

- ☐ もし正しく答えて実行することができたら，成功を喜び，ほめる．
- ⇒ 次に4分後に思い出してもらうが，それまでの時間は会話をしたり，他の訓練課題を行ったりする．

およそ4分が経過したら，また次のようにたずねる．

段階4 　「食べ物を飲み込んだ後どうしたらいいですか？」

- ■ もし正しい反応ができなかったら，正しい情報を伝えて，すぐに思い出してもらう．それから段階3（2分後に思い出す）に戻る．

- ☐ もし正しく答えて実行することができたら，成功を喜び，ほめる．
- ⇒ 次に8分後に思い出してもらうが，それまでの時間は会話をしたり，他の訓練課題を行ったりする．

およそ8分が経過したら，また次のようにたずねる．

段階5 　「食べ物を飲み込んだ後どうしたらいいですか？」

- ■ もし正しい反応ができなかったら，正しい情報を伝えて，すぐに思い出し

てもらう．それから段階4（4分後に思い出す）に戻る．

- □ もし正しく答えて実行することができたら，成功を喜び，ほめる．
  - → 次に16分後に思い出してもらうが，それまでの時間は会話をしたり，他の訓練課題を行ったりする．

およそ16分が経過したら，また次のようにたずねる．

段階6　「食べ物を飲み込んだ後どうしたらいいですか？」

- ■ もし正しい反応ができなかったら，正しい情報を伝えて，すぐに思い出してもらう．それから段階5（8分後に思い出す）に戻る．

- □ もし正しく答えて実行することができたら，成功を喜び，ほめる．
  - → 次に32分後に思い出してもらうが，それまでの時間は会話をしたり，他の訓練課題を行ったりする．

○ このように次に思い出すまでの時間間隔を倍に増やしながら訓練を続ける．
○ 次のセッションの冒頭で，SR訓練を始める前に，その情報について思い出してもらう．その時クライアントが正しく思い出すことができたら，その情報については，そのセッションでさらに訓練する必要はない．
○ そしてもしその情報について，3セッション続けて冒頭で正しく思い出すことができれば，もうその情報についての訓練を行う必要はない．クライアントにとって有用な別の情報を訓練するとよい．しかし記憶として維持するために，各セッションの冒頭で，その情報についてたずねることは続ける．
○ もしセッションの冒頭でクライアントが正しく思い出すことができなければ，正しい情報を伝えてすぐに思い出してもらい，それから**前回のセッションで成功した最長の時間間隔**にまで戻って思い出してもらう．もしその間隔で成功すれば，そこから間隔を2倍に増やしていき，その間隔で思い出せなければ，段階1まで戻って再び訓練をやり直す．

音声治療

○ 訓練経過をわかりやすくするために，169〜177ページのデータシートのいずれかを用いて，実施した時間間隔を記録していく．

○ この筋書きは，発声法，声の大きさを変える，適切な高さの声を出す，声の衛生，腹式呼吸，頸部の姿勢など，あらゆる音声治療に用いることができる．いつもと同じように訓練セッションや会話を始め，次のように言う．

段階1　「今日は，新しい声の出し方を覚える練習をしましょう．お話をする時はいつでも，大きな声で話してくださいね．　　では，どのように話したらいいですか？」

■ もし正しい反応ができなかったら，次のように言う．
「実は，こんなふうに大きな声で話していただきたいんです．（実際にしてみせる）　では，どのように話したらいいですか？」

このように，クライアントに正しい情報を伝え，すぐに正しく思い出す機会を与える．そして，段階1に戻る．

□ もし正しく答えて実行することができたら，
「その通りです，よく覚えてくださいました」
と成功を喜ぶ．
⇒ そして，段階2（1分後に思い出す）へと進む．

およそ1分が経過したら，再び次のようにたずねる．

段階2　「どのように話したらいいですか？」

■ もし正しい反応ができなかったら，次のように言う．
「実は，こんなふうに大きな声で話していただきたいんです．（実際にしてみせる）　では，どのように話したらいいですか？」
⇒ そして再び段階1に戻る．

□ もし正しく答えて実行することができたら，
「その通りです．よく覚えてくださいました」
と成功を喜ぶ．
⇒ そして段階3（2分後に思い出す）へと進む．

およそ2分が経過したら，また次のようにたずねる．

段階3　「どのように話したらいいですか？」

■ もし正しい反応ができなかったら，正しい情報を伝えて，すぐに思い出してもらう．それから段階2（1分後に思い出す）に戻る．

□ もし正しく答えて実行することができたら，成功を喜び，ほめる．
⇒ 次に4分後に思い出してもらうが，それまでの時間は会話をしたり，他の訓練課題を行ったりする．

およそ4分が経過したら，また次のようにたずねる．

段階4　「どのように話したらいいですか？」

■ もし正しい反応ができなかったら，正しい情報を伝えて，すぐに思い出してもらう．それから段階3（2分後に思い出す）に戻る．

□ もし正しく答えて実行することができたら，成功を喜び，ほめる．
⇒ 次に8分後に思い出してもらうが，それまでの時間は会話をしたり，他の訓練課題を行ったりする．

およそ8分が経過したら，また次のようにたずねる．

段階5　「どのように話したらいいですか？」

■ もし正しい反応ができなかったら，正しい情報を伝えて，すぐに思い出してもらう．それから段階4（4分後に思い出す）に戻る．

- □ もし正しく答えて実行することができたら，成功を喜び，ほめる．
- ⇒ 次に 16 分後に思い出してもらうが，それまでの時間は会話をしたり，他の訓練課題を行ったりする．

およそ 16 分が経過したら，また次のようにたずねる．

段階 6　「どのように話したらいいですか？」

- ■ もし正しい反応ができなかったら，正しい情報を伝えて，すぐに思い出してもらう．それから段階 5（8 分後に思い出す）に戻る．

- □ もし正しく答えて実行することができたら，成功を喜び，ほめる．
- ⇒ 次に 32 分後に思い出してもらうが，それまでの時間は会話をしたり，他の訓練課題を行ったりする．

○ このように次に思い出すまでの時間間隔を倍に増やしながら訓練を続ける．
○ 次のセッションの冒頭で，SR 訓練を始める前に，その情報について思い出してもらう．その時クライアントが正しく思い出すことができたら，その情報については，そのセッションでさらに訓練する必要はない．
○ そしてもしその情報について，3 セッション続けて冒頭で正しく思い出すことができれば，もうその情報についての訓練を行う必要はない．クライアントにとって有用な別の情報を訓練するとよい．しかし記憶として維持するために，各セッションの冒頭で，その情報についてたずねることは続ける．
○ もしセッションの冒頭でクライアントが正しく思い出すことができなければ，正しい情報を伝えてすぐに思い出してもらい，それから**前回のセッションで成功した最長の時間間隔**にまで戻って思い出してもらう．もしその間隔で成功すればそこから間隔を 2 倍に増やしていき，その間隔で思い出せなければ，段階 1 まで戻って再び訓練をやり直す．

車椅子のブレーキをかける

○ 訓練経過をわかりやすくするために，169～177ページのデータシートのいずれかを用いて，実施した時間間隔を記録していく．
○ いつもと同じように訓練セッションや会話を始め，次のように言う．

段階1 「今日は新しいことを覚える練習をしましょう．まず練習するのは，車椅子から立つ前には必ずブレーキをかけることです．（実際にしてみせる） では，車椅子から立つ前にどうしますか？」

- ■ もし，正しい反応ができなかったら，次のように言う．
 「実はね，車椅子のブレーキをかけていただきたいんです．（実際にしてみせる） では，立つ前にはどうしますか？」

このように，クライアントに正しい情報を伝え，すぐに正しく思い出す機会を与える．そして，段階1に戻る．

- □ もし正しく答えて実行することができたら，
 「その通りです，よく覚えてくださいました」
 と，成功を喜ぶ．
- ⇒ そして，段階2（1分後に思い出す）へと進む．

およそ1分が経過したら，再び次のようにたずねる．

段階2 「立つ前にはどうしますか？」

- ■ もし正しい反応ができなかったら，次のように言う．
 「実は，車椅子のブレーキをかけていただきたいんです．（実際にしてみせる） では，立つ前にはどうしますか？」
- ⇒ そして再び段階1に戻る．

- □ もし正しく答えて実行することができたら，
  「その通りです．よく覚えてくださいました」
  と，成功を喜ぶ．
- ⇒ そして段階3（2分後に思い出す）へと進む．

およそ2分が経過したら，また次のようにたずねる．

段階3　「立つ前にはどうしますか？」

- ■ もし正しい反応ができなかったら，正しい情報を伝えて，すぐに思い出してもらう．それから段階2（1分後に思い出す）に戻る．

- □ もし正しく答えて実行することができたら，成功を喜び，ほめる．
- ⇒ 次に4分後に思い出してもらうが，それまでの時間は会話をしたり，他の訓練課題を行ったりする．

およそ4分が経過したら，また次のようにたずねる．

段階4　「立つ前にはどうしますか？」

- ■ もし正しい反応ができなかったら，正しい情報を伝えて，すぐに思い出してもらう．それから段階3（2分後に思い出す）に戻る．

- □ もし正しく答えて実行することができたら，成功を喜び，ほめる．
- ⇒ 次に8分後に思い出してもらうが，それまでの時間は会話をしたり，他の訓練課題を行ったりする．

およそ8分が経過したら，また次のようにたずねる．

段階5　「立つ前にはどうしますか？」

- ■ もし正しい反応ができなかったら，正しい情報を伝えて，すぐに思い出してもらう．それから段階4（4分後に思い出す）に戻る．

- □ もし正しく答えて実行することができたら，成功を喜び，ほめる．
- ⇒ 次に16分後に思い出してもらうが，それまでの時間は会話をしたり，他の訓練課題を行ったりする．

およそ16分が経過したら，また次のようにたずねる．

段階6　「立つ前にはどうしますか？」

- ■ もし正しい反応ができなかったら，正しい情報を伝えて，すぐに思い出してもらう．それから段階5（8分後に思い出す）に戻る．

- □ もし正しく答えて実行することができたら，成功を喜び，ほめる．
- ⇒ 次に32分後に思い出してもらうが，それまでの時間は会話をしたり，他の訓練課題を行ったりする．

○ このように次に思い出すまでの時間間隔を倍に増やしながら訓練を続ける．
○ 次のセッションの冒頭で，SR訓練を始める前に，その情報について思い出してもらう．その時クライアントが正しく思い出すことができたら，その情報については，そのセッションでさらに訓練する必要はない．
○ そしてもしその情報について，3セッション続けて冒頭で正しく思い出すことが

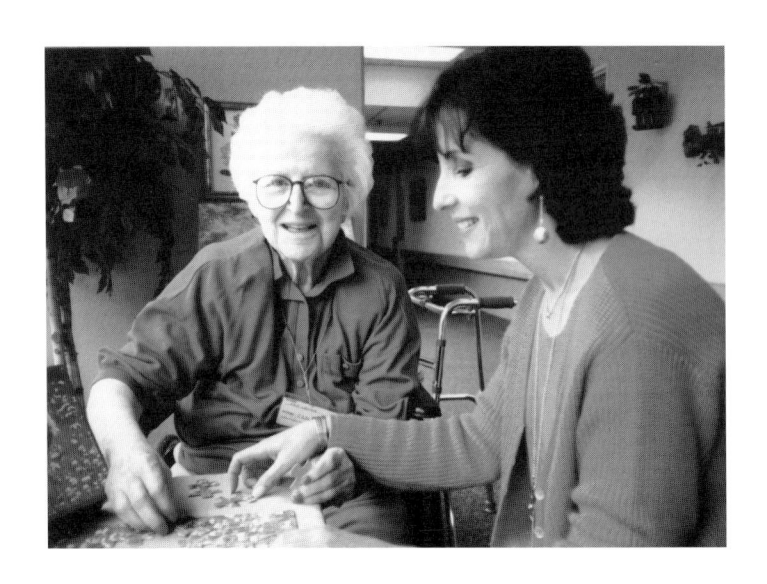

できれば，もうその情報についての訓練を行う必要はない．クライアントにとって有用な別の情報を訓練するとよい．しかし記憶として維持するために，各セッションの冒頭で，その情報についてたずねることは続ける．
○ もしセッションの冒頭でクライアントが正しく思い出すことができなければ，正しい情報を伝えてすぐに思い出してもらい，それから**前回のセッションで成功した最長の時間間隔にまで戻**って思い出してもらう．もしその間隔で成功すればそこから間隔を2倍に増やしていき，その間隔で思い出せなければ，段階1まで戻って再び訓練をやり直す．

歩幅を広げる

○ 訓練経過をわかりやすくするために，169〜177ページのデータシートのいずれかを用いて，実施した時間間隔を記録していく．
○ いつもと同じように訓練セッションや会話を始め，次のように言う．

段階1　「今日は歩きながら，簡単なことを覚える練習をしましょう．まず練習するのは，大きく足を踏み出すことです．（してみせる）　歩く時，大きく足を踏み出してほしいんです．　では，どのように歩きますか？」

　■　もし正しい反応ができなかったら，次のように言う．
　　「こんなふうに大きく足を踏み出してくださいね．（してみせる）
　　では，どのように歩きますか？」

このように，クライアントに正しい情報を伝え，すぐに正しく思い出す機会を与える．そして，段階1に戻る．

　□　もし正しく答えて実行することができたら，
　　「その通りです，よく覚えてくださいました」
　　と成功を喜ぶ．
　⇒　そして，段階2（1分後に思い出す）へと進む．

およそ1分が経過したら，再び次のようにたずねる．

段階2　「どのように歩きますか？」

- ■　もし正しい反応ができなかったら，次のように言う．
「大きく足を踏み出しましょう．　では，どのように歩きますか？」
  - ⇒　そして再び段階1へ戻る．

- □　もし正しく答えて実行することができたら，
「その通りです．よく覚えてくださいました」
と成功を喜ぶ．
  - ⇒　そして段階3（2分後に思い出す）へと進む．

およそ2分が経過したら，また次のようにたずねる．

段階3　「どのように歩きますか？」

- ■　もし正しい反応ができなかったら，正しい情報を伝えて，すぐに思い出してもらう．それから段階2（1分後に思い出す）に戻る．

- □　もし正しく答えて実行することができたら，成功を喜び，ほめる．
  - ⇒　次に4分後に思い出してもらうが，それまでの時間は会話をしたり，他の訓練課題を行ったりする．

およそ4分が経過したら，また次のようにたずねる．

段階4　「どのように歩きますか？」

- ■　もし正しい反応ができなかったら，正しい情報を伝えて，すぐに思い出してもらう．それから段階3（2分後に思い出す）に戻る．

- □　もし正しく答えて実行することができたら，成功を喜び，ほめる．
  - ⇒　次に8分後に思い出してもらうが，それまでの時間は会話をしたり，他の訓練課題を行ったりする．

およそ8分が経過したら，また次のようにたずねる．

段階5　「どのように歩きますか？」

- ■ もし正しい反応ができなかったら，正しい情報を伝えて，すぐに思い出してもらう．それから段階4（4分後に思い出す）に戻る．

- □ もし正しく答えて実行することができたら，成功を喜び，ほめる．
- ⇒ 次に16分後に思い出してもらうが，それまでの時間は会話をしたり，他の訓練課題を行ったりする．

およそ16分が経過したら，また次のようにたずねる．

段階6　「どのように歩きますか？」

- ■ もし正しい反応ができなかったら，正しい情報を伝えて，すぐに思い出してもらう．それから段階5（8分後に思い出す）に戻る．

- □ もし正しく答えて実行することができたら，成功を喜び，ほめる．
- ⇒ 次に32分後に思い出してもらうが，それまでの時間は会話をしたり，他の訓練課題を行ったりする．

○ このように次に思い出すまでの時間間隔を倍に増やしながら訓練を続ける．
○ 次のセッションの冒頭で，SR訓練を始める前に，その情報について思い出してもらう．その時クライアントが正しく思い出すことができたら，その情報については，そのセッションでさらに訓練する必要はない．
○ そしてもしその情報について，3セッション続けて冒頭で正しく思い出すことができれば，もうその情報についての訓練を行う必要はない．クライアントにとって有用な別の情報を訓練するとよい．しかし記憶として維持するために，各セッションの冒頭で，その情報についてたずねることは続ける．
○ もしセッションの冒頭でクライアントが正しく思い出すことができなければ，正しい情報を伝えてすぐに思い出してもらい，それから**前回のセッションで成功した最長の時間間隔**にまで戻って思い出してもらう．もしその間隔で成功すればそ

こから間隔を2倍に増やしていき，その間隔で思い出せなければ，段階1まで戻って再び訓練をやり直す．

ウォーカーを使う

○ 訓練経過をわかりやすくするために，169〜177ページのデータシートのいずれかを用いて，実施した時間間隔を記録していく．
○ いつもと同じように訓練セッションや会話を始め，次のように言う．

段階1　「今日は歩きながら，ちょっとしたことを覚える練習をしようと思います．まず練習するのは，このウォーカーを使うことです．（使ってみせる）　歩く時，このウォーカーを使ってくださいね．　では，歩く時なにが必要ですか？」

　　■　もし正しい反応ができなかったら，次のように言う．
　　　「実は，このウォーカーを使っていただきたいのです．（使ってみせる）　では，歩く時なにが必要ですか？」

このように，クライアントに正しい情報を伝え，すぐに正しく思い出す機会を与える．そして，段階1に戻る．

　　□　もし正しく答えて実行することができたら，
　　　「その通りです，よく覚えてくださいました」
　　　と成功を喜ぶ．
　　⇒　そして，段階2（1分後に思い出す）へと進む．

およそ1分が経過したら，再び次のようにたずねる．

段階2　「歩く時なにが必要ですか？」

　　■　もし正しい反応ができなかったら，次のように言う．
　　　「このウォーカーを使ってくださいね．（使ってみせる）　では，歩く

　　　　　時なにが必要ですか？」
⇒　そして再び段階1に戻る．

□　もし正しく答えて実行することができたら，
　　「その通りです．よく覚えてくださいました」
　　と成功を喜ぶ．
⇒　そして段階3（2分後に思い出す）へと進む．

およそ2分が経過したら，また次のようにたずねる．

段階3　　「歩く時なにが必要ですか？」

■　もし正しい反応ができなかったら，正しい情報を伝えて，すぐに思い出してもらう．それから段階2（1分後に思い出す）に戻る．

□　もし正しく答えて実行することができたら，成功を喜び，ほめる．
⇒　次に4分後に思い出してもらうが，それまでの時間は会話をしたり，他の訓練課題を行ったりする．

およそ4分が経過したら，また次のようにたずねる．

段階4　　「歩く時なにが必要ですか？」

■　もし正しい反応ができなかったら，正しい情報を伝えて，すぐに思い出してもらう．それから段階3（2分後に思い出す）に戻る．

□　もし正しく答えて実行することができたら，成功を喜び，ほめる．
⇒　次に8分後に思い出してもらうが，それまでの時間は会話をしたり，他の訓練課題を行ったりする．

およそ8分が経過したら，また次のようにたずねる．

段階5　　「歩く時なにが必要ですか？」

- ■ もし正しい反応ができなかったら，正しい情報を伝えて，すぐに思い出してもらう．それから段階4（4分後に思い出す）に戻る．

- □ もし正しく答えて実行することができたら，成功を喜び，ほめる．
- ⇒ 次に16分後に思い出してもらうが，それまでの時間は会話をしたり，他の訓練課題を行ったりする．

およそ16分が経過したら，また次のようにたずねる．

段階6　「歩く時なにが必要ですか？」

- ■ もし正しい反応ができなかったら，正しい情報を伝えて，すぐに思い出してもらう．それから段階5（8分後に思い出す）に戻る．

- □ もし正しく答えて実行することができたら，成功を喜び，ほめる．
- ⇒ 次に32分後に思い出してもらうが，それまでの時間は会話をしたり，他の訓練課題を行ったりする．

○ このように次に思い出すまでの時間間隔を倍に増やしながら訓練を続ける．
○ 次のセッションの冒頭で，SR訓練を始める前に，その情報について思い出してもらう．その時クライアントが正しく思い出すことができたら，その情報については，そのセッションでさらに訓練する必要はない．
○ そしてもしその情報について，3セッション続けて冒頭で正しく思い出すことができれば，もうその情報についての訓練を行う必要はない．クライアントにとって有用な別の情報を訓練するとよい．しかし記憶として維持するために，各セッションの冒頭で，その情報についてたずねることは続ける．
○ もしセッションの冒頭でクライアントが正しく思い出すことができなければ，正しい情報を伝えてすぐに思い出してもらい，それから**前回のセッションで成功した最長の時間間隔にまで**戻って思い出してもらう．もしその間隔で成功すればそこから間隔を2倍に増やしていき，その間隔で思い出せなければ，段階1まで戻って再び訓練をやり直す．

4 データシートとその使い方

間隔伸張法 データシート(I)

　このデータシートには，治療者がSR訓練の時間間隔とクライアントの反応を記録しておくための表がついている．表の下には，治療目標やクライアントの現在の状態について客観的なデータを記す欄がある．データシート(I)は，理学療法や作業療法において，例えば歩行距離や機能的な可動範囲，錘の重さなどを記録するのに最も適しており，言語療法では，どちらかというとデータシート(II)の方が，正答と誤答を記録する欄があるため使いやすいと思われる．

1．クライアント名とセラピーの種類
　クライアントの名前と実施したセラピー，つまり，理学療法，作業療法，言語療法のいずれかを記入する．

2．日　付
　訓練セッションを行った日付を記入する．

3．訓練に用いた言葉（指示内容）
　訓練で実際にクライアントに伝えた言葉をそのまま記入する．例えば，クライアントに部屋番号を教えた時には，「あなたのお部屋は何号室？」というように．

4．クライアントが学習する情報
　クライアントに覚えてもらいたい情報の内容，例えば，118号室であるとか，大きく足を踏み出すとか，水分と固形物を交互に摂ること，スタッフの名前，など

5．前回の訓練で想起できた最長時間間隔
　前回の訓練で情報を正しく思い出すことができた最も長い時間間隔を記入しておく．例えば，もしクライアントが8分後には想起できたが，14分なり16分まで進めなかった時には，8分とする．また，初回の訓練の場合は，「なし」とする．

6．今回の訓練の冒頭での想起

SR訓練を始める前に，クライアントに情報を思い出すように言う．もし正しく思い出すことができたら「可」に，できなかったら「不可」に丸をつける．3セッション続けて冒頭で正しく思い出すことができたら，その情報についての訓練は終了として，何か別の情報についての訓練を始める．そして，初回の訓練の場合は，「なし」とする．

7．表

数字は，経過時間を分で示してある．実施した経過時間に該当する数字に丸をつける．行の末尾の空欄に，正答ならば（＋）を，誤答ならば（－）を記入する．主に1，2，4，8，16，32という数字の欄を使うのが一般的であるが，他の数字は特に時間間隔を少しずつ伸ばしたい場合に用いる．クライアントのニーズにあったSR訓練の調整については178～182ページを参照のこと．

8．治療目標

該当欄にクライアントの治療目標を記入する．SR法を実施する間に行うセラピーの目標に関するデータを記録する．クライアントの現在の状態についての客観的な評価は，現在の状況の欄に記録する．

9．目標に向けての到達度，経過

セラピストが提供した手技サービスを記録したり，クライアントが獲得した機能についてコメントしたりするために経過を記す欄がある．この記録はこのままクライアントのカルテとしても使えるので，セラピストにとって貴重な時間の節約につながる．

間隔伸張法 データシート（I）

クライアント名：_____　セラピーの種類：_____

日付：_____

訓練に用いた言葉：_____

クライアントが学習する情報：_____

前回の訓練で想起できた最長時間間隔：_____

今回の訓練の冒頭での想起：　　　　　可　　　　不可

> 下の数字は情報を想起する時間間隔を分単位で示している．実施した経過時間に丸をつけ，正しく想起できたかどうかを，右端の欄に（＋）（－）で記入する．

1	2	3	4	5	6	8	10	12	14	15	16	18	20	22	24	25	26	28	32	
1	2	3	4	5	6	8	10	12	14	15	16	18	20	22	24	25	26	28	32	
1	2	3	4	5	6	8	10	12	14	15	16	18	20	22	24	25	26	28	32	
1	2	3	4	5	6	8	10	12	14	15	16	18	20	22	24	25	26	28	32	
1	2	3	4	5	6	8	10	12	14	15	16	18	20	22	24	25	26	28	32	
1	2	3	4	5	6	8	10	12	14	15	16	18	20	22	24	25	26	28	32	
1	2	3	4	5	6	8	10	12	14	15	16	18	20	22	24	25	26	28	32	
1	2	3	4	5	6	8	10	12	14	15	16	18	20	22	24	25	26	28	32	
1	2	3	4	5	6	8	10	12	14	15	16	18	20	22	24	25	26	28	32	
1	2	3	4	5	6	8	10	12	14	15	16	18	20	22	24	25	26	28	32	
1	2	3	4	5	6	8	10	12	14	15	16	18	20	22	24	25	26	28	32	
1	2	3	4	5	6	8	10	12	14	15	16	18	20	22	24	25	26	28	32	

治療目標	現在の状況

到達度・経過：

サイン：_____

間隔伸張法 データシート (Ⅱ)

　このデータシートには，治療者が SR 訓練の時間間隔とクライアントの反応を記録しておくための表がついている．表の下には，治療目標やクライアントの現在の状態について客観的なデータを記す欄がある．正答・誤答の欄には，特定の治療目標に関して，正しい反応と誤反応を記入する．この書式は，主に言語療法など何か表現に関するセラピーのために作られたものである．

1．クライアント名とセラピーの種類
　クライアントの名前と実施したセラピー，つまり，理学療法，作業療法，言語療法のいずれかを記入する．

2．日　付
　訓練セッションを行った日付を記入する．

3．訓練に用いた言葉（指示内容）
　訓練で実際にクライアントに伝えた言葉をそのまま記入する．例えば，クライアントに部屋番号を教えた時には，「あなたのお部屋は何号室？」というように．

4．クライアントが学習する情報
　クライアントに覚えてもらいたい情報の内容，例えば，118号室であるとか，大きく足を踏み出すとか，水分と固形物を交互に摂ること，スタッフの名前，など

5．前回の訓練で想起できた最長時間間隔
　前回の訓練で，情報を正しく思い出すことができた最も長い時間間隔を記しておく．例えば，もしクライアントが8分後には想起できたが，14分なり16分まで進めなかった時は，8分とする．また，初回の訓練の場合は，「なし」とする．

6．今回の訓練の冒頭での想起
　SR 訓練を始める前に，クライアントに情報を思い出すように言う．もし正しく思い出すことができたら「可」に，できなかったら「不可」に丸をつける．3セッション続けて冒頭で正しく思い出すことができたらその情報についての訓練は終了として，何か別の情報についての訓練を始める．そして，初回の訓練の場合は，「なし」とする．

7．表

　数字は，経過時間を分で示してある．実施した経過時間に該当する数字に丸をつける．行の末尾の空欄に，正答ならば（＋）を，誤答ならば（－）を記入する．主に1，2，4，8，16，32という数字の欄を使うのが一般的であるが，他の数字は，特に時間間隔を少しずつ伸ばしたい場合に用いる．クライアントのニーズにあったSR訓練の調整については178～182ページを参照のこと．

8．治療目標

　該当欄にクライアントの治療目標を記入する．SR法を実施する間に行うセラピーの目標に関するデータを記録する．正答・誤答の欄にはクライアントの客観的なデータを記録する．

9．目標に向けての到達度，経過

　セラピストが提供した手技サービスを記録したり，クライアントが獲得した機能についてコメントしたりするために経過を記す欄がある．この記録はこのままクライアントのカルテとしても使えるので，セラピストにとって貴重な時間の節約につながる．

間隔伸張法 データシート (Ⅱ)

クライアント名：＿＿＿＿＿＿＿＿＿＿　セラピーの種類：＿＿＿＿＿＿＿＿＿＿＿＿

日付：＿＿＿＿＿＿＿＿＿＿

訓練に用いた言葉：＿＿＿＿＿＿＿＿＿＿＿＿＿＿＿＿＿＿＿＿＿＿＿＿＿＿＿＿

クライアントが学習する情報：＿＿＿＿＿＿＿＿＿＿＿＿＿＿＿＿＿＿＿＿＿＿

前回の訓練で想起できた最長時間間隔：＿＿＿＿＿＿＿＿＿＿＿＿＿＿＿

今回の訓練の冒頭での想起：　　　　　　可　　　　不可

> 下の数字は情報を想起する時間間隔を分単位で示している．実施した経過時間に丸をつけ，正しく想起できたかどうかを，右端の欄に（＋）（－）で記入する．

1	2	3	4	5	6	8	10	12	14	15	16	18	20	22	24	25	26	28	32	
1	2	3	4	5	6	8	10	12	14	15	16	18	20	22	24	25	26	28	32	
1	2	3	4	5	6	8	10	12	14	15	16	18	20	22	24	25	26	28	32	
1	2	3	4	5	6	8	10	12	14	15	16	18	20	22	24	25	26	28	32	
1	2	3	4	5	6	8	10	12	14	15	16	18	20	22	24	25	26	28	32	
1	2	3	4	5	6	8	10	12	14	15	16	18	20	22	24	25	26	28	32	
1	2	3	4	5	6	8	10	12	14	15	16	18	20	22	24	25	26	28	32	
1	2	3	4	5	6	8	10	12	14	15	16	18	20	22	24	25	26	28	32	
1	2	3	4	5	6	8	10	12	14	15	16	18	20	22	24	25	26	28	32	
1	2	3	4	5	6	8	10	12	14	15	16	18	20	22	24	25	26	28	32	
1	2	3	4	5	6	8	10	12	14	15	16	18	20	22	24	25	26	28	32	
1	2	3	4	5	6	8	10	12	14	15	16	18	20	22	24	25	26	28	32	

治療目標	正答	誤答	％

到達度・経過：＿＿＿＿＿＿＿＿＿＿＿＿＿＿＿＿＿＿＿＿＿＿＿＿＿＿＿＿＿＿＿

サイン：＿＿＿＿＿＿＿＿＿＿＿＿＿＿＿＿＿＿＿＿＿＿

間隔伸張法のデータシート

　家族や介護者あるいはセラピストで，セラピーの記録とSR法のデータを同一シートに記入したくない場合は，このシートを用いて2回分の訓練の時間間隔とクライアントの反応を記録することができる．

1．クライアント名
　クライアントの名前を記入する．

2．日　付
　訓練セッションを行った日付を記入する．

3．訓練に用いた言葉
　訓練で実際にクライアントに伝えた言葉をそのまま記入する．例えば，クライアントに部屋番号を教えた時には，「あなたのお部屋は何号室？」というように．

4．クライアントが学習する情報
　クライアントに覚えてもらいたい情報の内容，例えば，118号室であるとか，大きく足を踏み出すとか，水分と固形物を交互に摂ること，スタッフの名前，など

5．前回の訓練で想起できた最長時間間隔
　前回の訓練で，情報を正しく思い出すことができた最も長い時間間隔を記しておく．例えば，もしクライアントが8分後の想起はできたが，14分なり16分まで進めなかった時は，8分とする．また，初回の訓練の場合は，「なし」とする．

6．今回の訓練の冒頭での想起
　SR法を始める前に，クライアントに情報を思い出すように言う．もし正しく思い出すことができたら「可」に，できなかったら「不可」に丸をつける．3セッション続けて冒頭で正しく思い出すことができたら，その情報についての訓練は終了として，何か別の情報についての訓練を始める．そして，初回の訓練の場合は，「なし」とする．

7．表
　数字は，経過時間を分で示してある．完全に経過した時間に該当する数字に丸をつける．行の末尾の空欄に，正答ならば（＋）を，誤答ならば（－）を記入する．主に1,

2，4，8，16，32という数字の欄を使うのが一般的であるが，他の数字は特に時間間隔を少しずつ伸ばしたい場合に用いる．クライアントのニーズにあったSR訓練の調整については178〜182ページを参照のこと．

8．コメント
　何かコメントを記入する．

間隔伸張法 データシート

クライアント名：＿＿＿＿＿＿＿＿＿＿＿＿

日付：＿＿＿＿＿＿＿＿＿＿＿＿

訓練に用いた言葉：＿＿＿＿＿＿＿＿＿＿＿＿＿＿＿＿＿＿＿＿＿＿＿＿＿＿＿＿＿＿＿

クライアントが学習する情報：＿＿＿＿＿＿＿＿＿＿＿＿＿＿＿＿＿＿＿＿＿＿＿＿＿＿

前回の訓練で想起できた最長時間間隔：＿＿＿＿＿＿＿＿＿＿＿＿＿＿＿＿＿＿

今回の訓練の冒頭での想起：　　　　　　可　　　不可

> 下の数字は情報を想起する時間間隔を分単位で示している．実施した経過時間に丸をつけ，正しく想起できたかどうかを，右端の欄に（＋）（－）で記入する．

1	2	3	4	5	6	8	10	12	14	15	16	18	20	22	24	25	26	28	32	
1	2	3	4	5	6	8	10	12	14	15	16	18	20	22	24	25	26	28	32	
1	2	3	4	5	6	8	10	12	14	15	16	18	20	22	24	25	26	28	32	
1	2	3	4	5	6	8	10	12	14	15	16	18	20	22	24	25	26	28	32	
1	2	3	4	5	6	8	10	12	14	15	16	18	20	22	24	25	26	28	32	
1	2	3	4	5	6	8	10	12	14	15	16	18	20	22	24	25	26	28	32	
1	2	3	4	5	6	8	10	12	14	15	16	18	20	22	24	25	26	28	32	
1	2	3	4	5	6	8	10	12	14	15	16	18	20	22	24	25	26	28	32	
1	2	3	4	5	6	8	10	12	14	15	16	18	20	22	24	25	26	28	32	
1	2	3	4	5	6	8	10	12	14	15	16	18	20	22	24	25	26	28	32	
1	2	3	4	5	6	8	10	12	14	15	16	18	20	22	24	25	26	28	32	

日付：＿＿＿＿＿＿＿＿＿＿＿＿

前回の訓練で想起できた最長時間間隔：＿＿＿＿＿＿＿＿＿＿＿＿＿＿＿＿＿＿

今回の訓練の冒頭での想起：　　　　　　可　　　不可

1	2	3	4	5	6	8	10	12	14	15	16	18	20	22	24	25	26	28	32	
1	2	3	4	5	6	8	10	12	14	15	16	18	20	22	24	25	26	28	32	
1	2	3	4	5	6	8	10	12	14	15	16	18	20	22	24	25	26	28	32	
1	2	3	4	5	6	8	10	12	14	15	16	18	20	22	24	25	26	28	32	
1	2	3	4	5	6	8	10	12	14	15	16	18	20	22	24	25	26	28	32	
1	2	3	4	5	6	8	10	12	14	15	16	18	20	22	24	25	26	28	32	
1	2	3	4	5	6	8	10	12	14	15	16	18	20	22	24	25	26	28	32	
1	2	3	4	5	6	8	10	12	14	15	16	18	20	22	24	25	26	28	32	
1	2	3	4	5	6	8	10	12	14	15	16	18	20	22	24	25	26	28	32	
1	2	3	4	5	6	8	10	12	14	15	16	18	20	22	24	25	26	28	32	
1	2	3	4	5	6	8	10	12	14	15	16	18	20	22	24	25	26	28	32	

コメント：

サイン：＿＿＿＿＿＿＿＿＿＿＿＿＿＿＿＿＿＿＿＿＿＿

5 クライアントのニーズに応じた調整

訓練によってクライアントが進歩していくのにあわせて想起までの時間間隔が倍になる，というSR法の進め方は，たいていの人には適しているが，この時間割ではうまくいかず，誤りをしてしまうクライアントもなかにはいる．そういう場合には，学習を進めていく方法に修正を加える必要がある．そのような時，医療者やスタッフは誤りの回数を減らすように，追加の情報を与えるとよい．ここでは，クライアントの個別のニーズに合うよう，SR法を調整するためのヒントをあげてみる．

1．誤りをさせない学習

前にも述べたとおり，誤りをさせない学習は，記憶への介入を成功させるために重要なことである（Baddeley, 1992 ; Wilson, Baddeley, Evans, & Sheil, 1994）．SR訓練は，クライアントにとって，成功しやすく取り組みやすい体験となるはずだが，それでも情報を誤って思い出す人もいる．よくある典型的な誤りは，目標とする情報に密接な関係がある非常に近いものになることである．例えば，クライアントは学習した数字の順番を入れ替えて覚えたり，正しい名前にとてもよく似た名前でスタッフをよんだりすることがある．

記憶に障害のあるクライアントは誤りに気づかず，自分で訂正することができない．SR法では必ず，誤った反応を訂正してすぐに正しく思い出す，という機会が与えられる．もしすぐに誤りを正さなければ，誤った情報をそのままずっと覚えることになってしまう．

これまでの研究により，重度の記憶障害の人でも新たな運動技能を学習することができる，ということがわかってきた（Corkin, 1965, 1968）．Damasioら（1990）も，アルツハイマー病の患者に，運動技能を学習し遂行する能力が保たれていると述べている．認知症患者にとって運動学習は比較的保たれる能力であり，新たに学習した言語情報を維持することは困難であると考えられているので，覚えてもらいたい言語情報と動作を組み合わせるようにすると，クライアントにとって助けとなる．例えば，HaydenとCamp（1995）はパーキンソン病による認知症のクライアントに2段階の運動課題と2段階の言語課題，そして運動と言語を組み合わせた課題を教えるためにSR法を用いた．また，BrushとCamp（1998）は認知症の男性の嚥下訓練において代償的な嚥下法を言語化することと，実際に行うことの訓練を行った．

2．決まって誤った情報を想起する

　T.B.さんは，妻の誕生日が7月12日であることを覚えたいと思っていたが，「いつ？」とたずねられると，しょっちゅう「7月13日」と間違えていた．誤った情報を覚えてしまわないことが重要なため，SR法によってその修正が始まった．

　まず，クライアントに妻の誕生日を大きな字でカードに書いてもらった．彼は自分で情報を書くことによって，運動刺激と視覚刺激を受けたことになる．カードをクライアントの前のテーブルに置き，彼には「奥さんの誕生日はいつ？」という問いに答える前に，このカードを見ればよい，と言っておいた．訓練は通常通りに進められ，妻の誕生日を思い出すように言われたら，T.B.さんは毎回そのカードを見ることができた．そしてこのセッションでは一度も誤りはみられなかった．次のセッションでは，カードは裏返して置かれ，今度は，言語による正しい回答をするためには，カードをめくるという動作を組み合わせる必要があった．これが彼にはとても有効で，1時間の訓練セッションが終わる頃にはもうカードをめくらなくなり，しかも妻の誕生日を正しく答えられた．

　J.L.さんは，自分の部屋がわからず，1日に何回も他の人の部屋に入っていた．彼女は，SR訓練で部屋番号を思い出すことが難しく，部屋をたずねられたら自信をもって「266」と答えたが，実は彼女の部屋は226号室であった．

　そこでまず，カードに自分の部屋番号を書いてもらった．書いた情報を視覚的手がかりとして用いる訓練を1回行った後，J.L.さんはいつも持ち歩いているバッグのなかにそのカードを入れ，そのままそこで「保管」するようにした．その後も彼女はやはり時折番号を間違えたが，そういう時，セラピストはバッグのなかのカードを見るように言った．そのことで彼女は，部屋番号を思い出せないときに手がかりとなるものがバッグに入っていることを学習したのである．これによって，クライアントは成功（による安心）感をもち，他の人の部屋に入っていくことはなくなった．

ヒント！
1．学習しなくてはならない情報を，クライアント本人に書いてもらう．
2．情報を思い出す時，書いた情報を見てもらい，誤りなく学習できるようにする．
3．正確な言語情報と（カードをめくるといったような）動作を組み合わせる．
4．視覚的情報を徐々に減らしていき，クライアントが正しく情報を思い出すことに安心感をもち，成功感を味わえるようにする．

3．時間間隔を伸ばすのが困難な場合

E.H.さんは，MMSEの得点が中等度の認知症を示す9/30点で，認知症と診断された84歳の女性である．数日間のSR訓練によって8分後にセラピストの名前を思い出すことができるようにはなったが，8分より長い間隔で思い出すよう求められると，「わかりません」と答えた．

そこで，時間間隔を倍に延長してE.H.さんに誤った反応をさせるより，比較的誤りのない学習をしてストレスを減らすように時間間隔が調整された．言語治療士は8分後にセラピストの名前を思い出す訓練を何回か続けて，過剰学習を行った．次に，時間間隔を倍ではなく，8分，10分，12分，14分というように徐々に増やしていった（このやり方に対応するためデータシートには数字を追加してある）．その結果，最終的にこのクライアントは16分以上の時間間隔をおいてセラピストの名前を思い出すことができるようになった．

（ヒント！）
1．ある情報をそれまでに成功した最も長い時間間隔で思い出させ，それを数回繰り返す，という過剰学習を行ってみる．
2．時間間隔を伸ばすのが難しい段階になったら，倍に伸ばさず，徐々に長くしていく．
3．もしクライアントに追加のヒントが必要と思われたら，前述の通り，視覚的ヒントを与えてみる．

4．食事中のSR訓練

安全な食事を進め誤嚥の危険性を減らすために学習した代償法を，実際にうまく使えるように，食事中に嚥下訓練をすることがよくある．SR法は会話や治療のちょっとした自然な合間に簡単に実施できるが，食事中に質問されることは好まないクライアントもいる．ここで，認知症のクライアントに嚥下の代償法を教えるためのSR法の用い方を検討した症例を紹介する（Brush & Camp, 1998 b）．

T.M.さんは，MMSE 19/30点で，認知症と診断された86歳の男性である．彼は，食べ物を飲み込んだ時，喉頭蓋谷（舌根部と喉頭蓋の間にある空間）に食塊が残留してクリアできなかった．嚥下訓練が行われ，喉頭蓋谷から食塊をクリアする手助けとして，T.M.さんに食べ物と飲み物を交互に摂ること（交互嚥下）を教えた．この交互嚥下についての説明がされたが，彼にはそれを覚えておくことや，食事中にきちんと行うことは難しかった．

そこで，通常のSR訓練がはじめの2回行われた．T.M.さんは，訓練の初期段階と

して，明るいきれいな色の紙に書かれた説明を視覚的ヒントとして与えられた．「食べ物を飲み込んだ後，飲み物を飲みましょう」と教わり，その代償法を次第に間隔をあけながら思い出して，実際にやってみる訓練が行われた．この訓練での正しい反応は，言葉で言うことと，実際に飲み物を飲むことの両方である．訓練維持期では，彼は，誤反応をした時，つまり食べ物を飲み込んだ後で飲み物を飲まなかった時にだけ，情報を思い出して実行するように求められた．SR法をなるべく自然に行い，食事の妨げにならないようにするために，このような方法をとったのである．たとえば，T.M.さんが食べ物を飲み込んだ後で飲み物を飲まなかったら，言語治療士は「食べ物を飲み込んだ後，どうしますか？」とたずねるようにした．このようなアプローチは，SR訓練をより環境条件に適した時間調整で行う方法として用いられた．訓練終了後8週間のフォローアップ期間中に，T.M.さんは，嚥下の代償法・交互嚥下について平均95％の正答率で正しく思い出し実行することができた．

> ヒント！
> 1. 時間間隔を倍にしていくという基本訓練をした後，クライアントの誤りにあわせてSR法を行う．この方法は，食事中に行う嚥下訓練や，移動中の歩行訓練，日常生活活動の中での一連の動作を教える時などに使える．

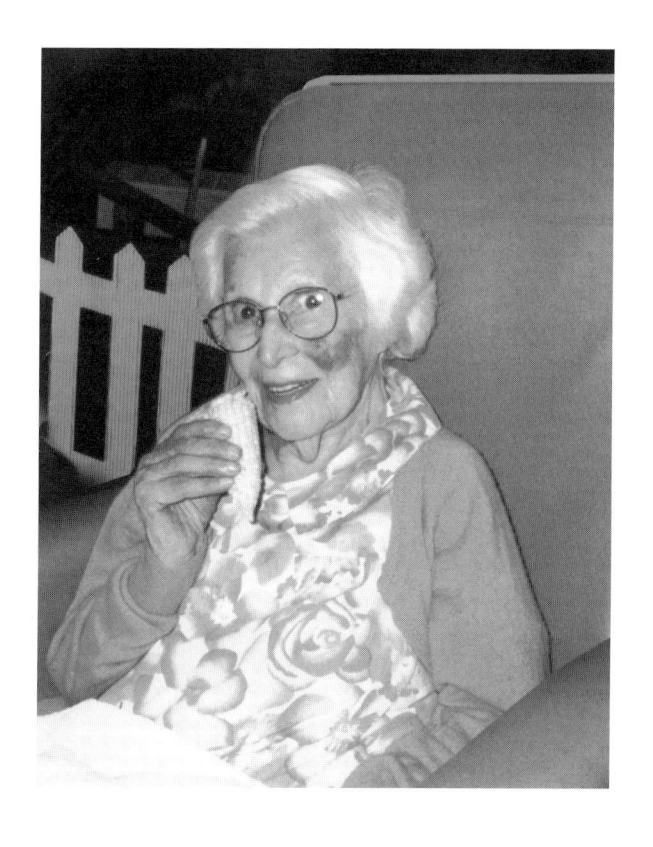

2．訓練中は視覚的あるいは動作的なヒントを与える．
3．訓練中，ならびに誤りがあった時には，常に正しい情報を言葉で言うように求めるとともに，目標となる動作を実際に行うよう求める．

6 症例検討

症例1：82歳，左脳血管障害

　R.B.さんは退役者用のアパートに妻と住んでいる82歳の男性．彼は，脳卒中の発作後まもなくから自宅で言語療法，作業療法，理学療法を開始した．右片麻痺と高血圧の診断も受けている．重度から中等度の失語，軽い構音障害，短期記憶や判断力の障害，歩行障害（不安定な異常パターンでの歩行），浅い呼吸，バランス低下，耐久性の低下などの症状がみられ，日常生活に中等度の介助が必要とされていた．MMSEの得点は20/30点であった．R.B.さんはある訓練セッションから次のセッションまで，セラピストの名前を覚えていることができなかった．

　言語治療士（SLP）がR.B.さんに担当セラピストの名前を覚えることと，失語に対する代償法を覚えるためのSR訓練を始めた．SR訓練では，まずセラピストの名前を覚えることから始めた．そしてクライアントが3セッション続けてその冒頭で名前を思い出すことができるようになってから，失語に対する代償法の訓練を行った．185〜188ページにR.B.さんが代償手段を覚えていく過程を表すデータシートを載せた．彼が，かなり早く学習することができ，ほとんど誤りなく情報を維持できるようになったことがおわかりになるだろう．

症例2：87歳，認知症

　M.S.さんは，長期療養施設の認知症棟に住んでいる87歳の女性．彼女のMMSEの得点は10/30点．パーキンソン病，うっ血性閉塞性肺疾患，慢性うつ病，繰り返し転倒するなどの診断を受けていた．彼女は病棟内を歩く時，スタッフなどつかまれるものなら何にでもつかまろうとした．2段階の指示に従うことは困難で，バランスが悪く，実用歩行が障害されており，言語療法と理学療法を受けていた．

　介護スタッフは，M.S.さんが1日に何度も「ここが今私の住んでいるところ？」とたずねる，とこぼしていた．スタッフが答えても，少したつとすぐにまたM.S.さんが詰め所にたずねに来る．言語治療士（SLP）が，SR訓練を用いて施設の名前と彼女が今はその施設で暮らしているのだということを覚えてもらうように，介護スタッフを指導した．また歩行の安定性を改善し転倒を減らすため，PT場面でもSRを用いてウォーカーを使うことを覚えてもらうことにした．189〜191ページに理学療法でのSR訓

練のデータシートを載せたが，認知症の人によく見られる学習パターンが示されている．

> あなたが誰なのか知らない．でもあなたの名前がジェニファーってことは知ってるわ．どうして知ってるのかはわからないけど，あなたの名前はジェニファーよ．

症例1のデータシート①

間隔伸張法 データシート (Ⅱ)

クライアント名： R. B.　　　　セラピーの種類： 言語療法

日付： 1997.7.1

訓練に用いた言葉： 物の名前が思い出せないときどうしますか？

クライアントが学習する情報： 物品の説明をするという代償法

前回の訓練で想起できた最長時間間隔： なし（初回）

今回の訓練の冒頭での想起：　　　可　　（不可）

下の数字は情報を想起する時間間隔を分単位で示している．実施した経過時間に丸をつけ，正しく想起できたかどうかを，右端の欄に（＋）（－）で記入する．

①	2	3	4	5	6	8	10	12	14	15	16	18	20	22	24	25	26	28	32	＋
1	②	3	4	5	6	8	10	12	14	15	16	18	20	22	24	25	26	28	32	＋
1	2	3	④	5	6	8	10	12	14	15	16	18	20	22	24	25	26	28	32	－
1	②	3	4	5	6	8	10	12	14	15	16	18	20	22	24	25	26	28	32	＋
1	2	3	④	5	6	8	10	12	14	15	16	18	20	22	24	25	26	28	32	＋
1	2	3	4	5	6	⑧	10	12	14	15	16	18	20	22	24	25	26	28	32	－
1	2	3	④	5	6	8	10	12	14	15	16	18	20	22	24	25	26	28	32	＋
1	2	3	4	5	6	⑧	10	12	14	15	16	18	20	22	24	25	26	28	32	＋
1	2	3	4	5	6	8	10	12	14	15	16	18	20	22	24	25	26	28	32	
1	2	3	4	5	6	8	10	12	14	15	16	18	20	22	24	25	26	28	32	
1	2	3	4	5	6	8	10	12	14	15	16	18	20	22	24	25	26	28	32	
1	2	3	4	5	6	8	10	12	14	15	16	18	20	22	24	25	26	28	32	

治療目標	正答	誤答	％
9/10回，身の周りの物品について，用途や特徴を2つくらい述べて説明することができる．	下	正Ｔ	30％
会話中に，9/10回，適切な声の大きさで短かい文を言うことができる．	正	正	50％

到達度・経過：SLP（言語治療士）は横隔膜呼吸を教え，呼吸をコントロールして適切な大きさの声を出せるよう，発声の訓練を行った．クライアントは，SLPが例を示した場合，正しい呼吸法と適当な声の大きさを決まって識別することができるようになった．またSR訓練を用いて，目標語の説明をするという代償法をうまく思い出す事ができ，意味のある会話ができるようになってきている．目標にむけて期待通りの改善がみこまれ，治療を計画どおり進める．

サイン：

症例1のデータシート②

間隔伸張法 データシート (Ⅱ)

クライアント名： R. B.　　　　セラピーの種類： 言語療法

日付： 1997.7.3

訓練に用いた言葉： 物の名前が思い出せないときどうしますか？

クライアントが学習する情報： 物品の説明をするという代償法

前回の訓練で想起できた最長時間間隔： 8分

今回の訓練の冒頭での想起：　　　　可　　　（不可）

下の数字は情報を想起する時間間隔を分単位で示している．実施した経過時間に丸をつけ，正しく想起できたかどうかを，右端の欄に（＋）（－）で記入する．

1	2	3	4	5	6	8	10	12	14	15	16	18	20	22	24	25	26	28	32	－
1	2	3	④	5	6	8	10	12	14	15	16	18	20	22	24	25	26	28	32	＋
1	2	3	4	5	6	⑧	10	12	14	15	16	18	20	22	24	25	26	28	32	＋
1	2	3	4	5	6	8	10	12	14	15	⑯	18	20	22	24	25	26	28	32	＋
1	2	3	4	5	6	8	10	12	14	15	16	18	20	22	24	25	26	28	32	
1	2	3	4	5	6	8	10	12	14	15	16	18	20	22	24	25	26	28	32	
1	2	3	4	5	6	8	10	12	14	15	16	18	20	22	24	25	26	28	32	
1	2	3	4	5	6	8	10	12	14	15	16	18	20	22	24	25	26	28	32	
1	2	3	4	5	6	8	10	12	14	15	16	18	20	22	24	25	26	28	32	
1	2	3	4	5	6	8	10	12	14	15	16	18	20	22	24	25	26	28	32	
1	2	3	4	5	6	8	10	12	14	15	16	18	20	22	24	25	26	28	32	

治療目標	正答	誤答	％
9/10回，身の周りの物品について，用途や特徴を2つくらい述べて説明することができる．	下	正丅	30％
会話中に，9/10回，適切な声の大きさで，短かい文を言うことができる．	正	正	50％

到達度・経過：SLPは，物の名前を思い出せないとき，その物品の説明をするよう詳しく教え，クライアントがこの代償法を用いることができるようにした．クライアントは，自分がどうすればよいか（治療目標）を理解したと述べた．音のヒントを与えたり，反応に対するフィードバックを与えたりした．SR訓練を引き続き行い，情報を正しく想起できる時間間隔が前回の8分から，今回は16分にまで伸びた．短文を適切な声量で発声することについては20％の改善がみられた．目標にむけて改善がみられており，治療を続行する．

サイン：

症例1のデータシート③

間隔伸張法 データシート (Ⅱ)

クライアント名： R. B.　　　セラピーの種類： 言語療法

日付： 1997.7.5

訓練に用いた言葉： 物の名前が思い出せないときどうしますか？

クライアントが学習する情報： 物品の説明をするという代償法

前回の訓練で想起できた最長時間間隔： 16分

今回の訓練の冒頭での想起：　　　可　　　(不可)

下の数字は情報を想起する時間間隔を分単位で示している．実施した経過時間に丸をつけ，正しく想起できたかどうかを，右端の欄に（＋）（－）で記入する．

1	2	3	4	5	6	8	10	12	14	15	16	18	20	22	24	25	26	28	32	＋
1	2	3	4	5	6	8	10	12	14	15	⑯	18	20	22	24	25	26	28	32	＋
1	2	3	4	5	6	8	10	12	14	15	16	18	20	22	24	25	26	28	㉜	＋
1	2	3	4	5	6	8	10	12	14	15	16	18	20	22	24	25	26	28	32	
1	2	3	4	5	6	8	10	12	14	15	16	18	20	22	24	25	26	28	32	
1	2	3	4	5	6	8	10	12	14	15	16	18	20	22	24	25	26	28	32	
1	2	3	4	5	6	8	10	12	14	15	16	18	20	22	24	25	26	28	32	
1	2	3	4	5	6	8	10	12	14	15	16	18	20	22	24	25	26	28	32	
1	2	3	4	5	6	8	10	12	14	15	16	18	20	22	24	25	26	28	32	
1	2	3	4	5	6	8	10	12	14	15	16	18	20	22	24	25	26	28	32	
1	2	3	4	5	6	8	10	12	14	15	16	18	20	22	24	25	26	28	32	
1	2	3	4	5	6	8	10	12	14	15	16	18	20	22	24	25	26	28	32	

治療目標	正答	誤答	％
9/10回，身の周りの物品について，用途や特徴を2つくらい述べて説明することができる．	正一	正	60％
会話中に，9/10回，適切な声の大きさで，短かい文を言うことができる．	正下	T	80％

到達度・経過：物品説明をする能力に関しては30％の改善がみられたが，訓練中，SLPが説明したりヒントを与えたりしないと代償法を用いることができない．物品について最も効果的に説明すること（例えば，特徴の選び方など）については引き続き訓練を要する．発声を改善するテクニックについても説明し，練習した．短い文を適切な声量で話す能力については10％の改善がみられた．引き続き改善がみられており，訓練を続行する．

サイン：

症例1のデータシート④

間隔伸張法 データシート (Ⅱ)

クライアント名： R. B.　　　セラピーの種類： 言語療法

日付： 1997.7.7

訓練に用いた言葉： 物の名前が思い出せないときどうしますか？

クライアントが学習する情報： 物品の説明をするという代償法

前回の訓練で想起できた最長時間間隔： 32分

今回の訓練の冒頭での想起：　　　　(可)　　　不可

下の数字は情報を想起する時間間隔を分単位で示している．実施した経過時間に丸をつけ，正しく想起できたかどうかを，右端の欄に（＋）（−）で記入する．

1	2	3	4	5	6	8	10	12	14	15	16	18	20	22	24	25	26	28	32	
1	2	3	4	5	6	8	10	12	14	15	16	18	20	22	24	25	26	28	32	
1	2	3	4	5	6	8	10	12	14	15	16	18	20	22	24	25	26	28	32	
1	2	3	4	5	6	8	10	12	14	15	16	18	20	22	24	25	26	28	32	
1	2	3	4	5	6	8	10	12	14	15	16	18	20	22	24	25	26	28	32	
1	2	3	4	5	6	8	10	12	14	15	16	18	20	22	24	25	26	28	32	
1	2	3	4	5	6	8	10	12	14	15	16	18	20	22	24	25	26	28	32	
1	2	3	4	5	6	8	10	12	14	15	16	18	20	22	24	25	26	28	32	
1	2	3	4	5	6	8	10	12	14	15	16	18	20	22	24	25	26	28	32	
1	2	3	4	5	6	8	10	12	14	15	16	18	20	22	24	25	26	28	32	
1	2	3	4	5	6	8	10	12	14	15	16	18	20	22	24	25	26	28	32	
1	2	3	4	5	6	8	10	12	14	15	16	18	20	22	24	25	26	28	32	

治療目標	正答	誤答	％
9/10回，身の周りの物品について，用途や特徴を2つくらい述べて説明することができる．	正下	下	70％
会話中に，9/10回，適切な声の大きさで，短かい文を言うことができる．	正下	下	80％

到達度・経過： クライアントは，SR訓練を行わなくても訓練セッションの冒頭で物品の説明をするという代償法について正しく思い出し説明することができた．そのため本日はSR法を用いた訓練は必要なかった．物品の説明をする能力に関しては前回の訓練より10％の改善がみられた．SR法は，物品説明をすることを維持するために行うこととする．

　長期目標は訓練時以外の会話中で物の名前を思い出せない時もこの代償法を用いることができるようになること．また他の人と話す時の声の大きさを改善するため，横隔膜呼吸と発声のコントロールの訓練が必要である．訓練を続行する．

サイン：

症例2のデータシート①

間隔伸張法 データシート（Ⅰ）

クライアント名： M. S.　　　　　セラピーの種類： 理学療法

日付： 1997.8.4

訓練に用いた言葉： 歩く時には何を使いますか？

クライアントが学習する情報： ウォーカーの使用

前回の訓練で想起できた最長時間間隔： なし（初回）

今回の訓練の冒頭での想起：　　　　可　　　（不可）

下の数字は情報を想起する時間間隔を分単位で示している．実施した経過時間に丸をつけ，正しく想起できたかどうかを，右端の欄に（＋）（－）で記入する．

①	2	3	4	5	6	8	10	12	14	15	16	18	20	22	24	25	26	28	32	＋
1	②	3	4	5	6	8	10	12	14	15	16	18	20	22	24	25	26	28	32	－
①	2	3	4	5	6	8	10	12	14	15	16	18	20	22	24	25	26	28	32	＋
1	②	3	4	5	6	8	10	12	14	15	16	18	20	22	24	25	26	28	32	＋
1	2	3	④	5	6	8	10	12	14	15	16	18	20	22	24	25	26	28	32	－
1	②	3	4	5	6	8	10	12	14	15	16	18	20	22	24	25	26	28	32	＋
1	2	3	④	5	6	8	10	12	14	15	16	18	20	22	24	25	26	28	32	＋
1	2	3	4	5	6	⑧	10	12	14	15	16	18	20	22	24	25	26	28	32	－
1	2	3	④	5	6	8	10	12	14	15	16	18	20	22	24	25	26	28	32	＋
1	2	3	4	5	6	8	10	12	14	15	16	18	20	22	24	25	26	28	32	
1	2	3	4	5	6	8	10	12	14	15	16	18	20	22	24	25	26	28	32	
1	2	3	4	5	6	8	10	12	14	15	16	18	20	22	24	25	26	28	32	

治療目標	現在の状況
クライアントが，1回で，自力で立てるようになる．	・介助によって立った． ・複数（5回）の試行を要した．
ウォーカーを用い，監視下でバランスを崩すことなく施設内を150歩歩くことができる．	・ウォーカーなしで50歩，歩行． ・バランスを3回崩し，近位監視を要した．

到達度・経過：SR法で，クライアントにウォーカーを使うことを覚えてもらい，歩行時の安全性を促進した．クライアントは，SR訓練によって6分後に，ウォーカーの必要性を正しく言葉で表すことができ`実際にうまく用いることができた．

　基本動作訓練として下肢の筋力増強訓練，座位や立位でのバランス訓練，さらに歩行量を増やす訓練を行った．

サイン：

症例2のデータシート②

間隔伸張法 データシート（I）

クライアント名： M. S.　　　　セラピーの種類： 理学療法

日付： 1997.8.6

訓練に用いた言葉： 歩く時には何を使いますか？

クライアントが学習する情報： ウォーカーの使用

前回の訓練で想起できた最長時間間隔： 4分

今回の訓練の冒頭での想起：　　　可　　　（不可）

> 下の数字は情報を想起する時間間隔を分単位で示している．実施した経過時間に丸をつけ，正しく想起できたかどうかを，右端の欄に（＋）（－）で記入する．

1	2	3	4	5	6	8	10	12	14	15	16	18	20	22	24	25	26	28	32	
1	2	3	④	5	6	8	10	12	14	15	16	18	20	22	24	25	26	28	32	－
1	②	3	4	5	6	8	10	12	14	15	16	18	20	22	24	25	26	28	32	＋
1	2	3	④	5	6	8	10	12	14	15	16	18	20	22	24	25	26	28	32	＋
1	2	3	4	5	6	⑧	10	12	14	15	16	18	20	22	24	25	26	28	32	－
1	2	3	④	5	6	8	10	12	14	15	16	18	20	22	24	25	26	28	32	＋
1	2	3	4	5	6	⑧	10	12	14	15	16	18	20	22	24	25	26	28	32	＋
1	2	3	4	5	6	8	10	12	14	15	16	18	20	22	24	25	26	28	32	
1	2	3	4	5	6	8	10	12	14	15	16	18	20	22	24	25	26	28	32	
1	2	3	4	5	6	8	10	12	14	15	16	18	20	22	24	25	26	28	32	
1	2	3	4	5	6	8	10	12	14	15	16	18	20	22	24	25	26	28	32	
1	2	3	4	5	6	8	10	12	14	15	16	18	20	22	24	25	26	28	32	

治療目標	現在の状況
クライアントが，1回で，自力で立てるようになる．	・3試行．言語的ヒントを要した．
ウォーカーを用い，監視下でバランスを崩すことなく施設内を150歩歩くことができる．	・ウォーカーで，歩幅を保ったまま50歩．バランスの崩れなし．

到達度・経過：重心が支持面にのるようになったため，後方へバランスを崩すことがなくなり，歩行パターンに改善がみられた．ウォーカーを常に使用することに関しては，SR法による言語的な指示が必要であった．

　PTは下肢の筋力増強訓練と同時に座位・立位でのバランス訓練を行った．

サイン：

症例2のデータシート③

間隔伸張法 データシート（I）

クライアント名： M. S.　　　　セラピーの種類： 理学療法

日付： 1997.8.8

訓練に用いた言葉： 歩く時には何を使いますか？

クライアントが学習する情報： ウォーカーの使用

前回の訓練で想起できた最長時間間隔： 8分

今回の訓練の冒頭での想起：　　　　可　　　（不可）

下の数字は情報を想起する時間間隔を分単位で示している．実施した経過時間に丸をつけ，正しく想起できたかどうかを，右端の欄に（＋）（−）で記入する．

1	2	3	4	5	6	8	10	12	14	15	16	18	20	22	24	25	26	28	32	
1	2	3	4	5	6	⑧	10	12	14	15	16	18	20	22	24	25	26	28	32	−
1	2	3	④	5	6	8	10	12	14	15	16	18	20	22	24	25	26	28	32	＋
1	2	3	4	5	6	⑧	10	12	14	15	16	18	20	22	24	25	26	28	32	＋
1	2	3	4	5	6	8	10	12	14	15	⑯	18	20	22	24	25	26	28	32	−
1	2	3	4	5	6	⑧	10	12	14	15	16	18	20	22	24	25	26	28	32	＋
1	2	3	4	5	6	8	10	⑫	14	15	16	18	20	22	24	25	26	28	32	＋
1	2	3	4	5	6	8	10	12	14	15	16	18	20	22	24	25	26	28	32	
1	2	3	4	5	6	8	10	12	14	15	16	18	20	22	24	25	26	28	32	
1	2	3	4	5	6	8	10	12	14	15	16	18	20	22	24	25	26	28	32	
1	2	3	4	5	6	8	10	12	14	15	16	18	20	22	24	25	26	28	32	
1	2	3	4	5	6	8	10	12	14	15	16	18	20	22	24	25	26	28	32	

治療目標	現在の状況
クライアントが，1回で，自力で立てるようになる．	・2試行．言語的ヒントを要した．
ウォーカーを用い，監視下でバランスを崩すことなく施設内を150歩歩くことができる．	・バランスを崩さず，歩幅を保ってウォーカーで100歩．

到達度・経過：下肢訓練における抵抗力が増加したことで，明らかに筋力が改善された．病棟ではウォーカーを使用することを思い出せないが，SR訓練では，12分後でも正しく想起し，使用することができる．安全に移動するためにはさらに言語的指示を（50％）減らす必要がある．2試行で，立ち上がりやすいような座り方をすることができるようになった．

サイン：

付録1 高齢者や認知症に関する問題についての情報機関

1. **Administration on Aging**
   330 Independence Ave., SW
   Washington, DC 20201
   (202) 401-4634
   aoainfo@ban-gate.aoa.dhhs.gov

2. **Alzheimer's Disease Education and Referral Center**, a service of the National Institute on Aging
   P.O. Box 8250
   Silver Spring, MD 20907-8250
   (800) 438-4380
   adear@alzheimers.org

3. **American Association of Homes and Services for the Aging**
   Department 5119
   Washington, DC 20061
   (800) 508-9442
   www.aahsa.org

4. **American Self-Help Clearinghouse**
   NW Covenant Medical Center
   25 Pocono Rd.
   Denville, NJ 07834
   (973) 625-7101
   TDD (973) 625-9053
   ashc@cybernex.net

5. **American Society on Aging**
   833 Market St.
   Suite 511
   San Francisco, CA 94103
   (415) 974-9600
   (800) 537-9728
   dngin@asa.asaging.org

6. **Benjamin B. Green-Field National Alzheimer's Library and Resource Center**
   919 N. Michigan Ave.
   Suite 1000
   Chicago, IL 60056
   (312) 335-9602
   greenfield@alz.org

7. **Consumer Information Services**
   The Medicare Handbook
   Department 59
   Pueblo, CO 81009
   (800) 432-2734

8. **Eldercare Locator Service**
   1112 16th St. NW
   Suite 100
   Washington, DC 20036
   (800) 677-1116

9. **Family Caregiver Alliance**
   425 Bush St.
   Suite 500
   San Francisco, CA 94108
   (415) 434-3388
   gn-info@caregiver.org

10. **Mayo Foundation for Medical Education and Research**
    200 SW First St.
    Rochester, MN 55905
    (507) 284-2511
    www.mayo.edu/geriatrics

11. **Medicare Automated Information Service**
    Offices located nationwide
    (800) 638-6833
    www.hcfa.gov

12. **National Alliance for Caregiving**
    7201 Wisconsin Ave.
    Suite 620
    Bethesda, MD 20814
    (301) 718-8444

13. **National Alzheimer's Association**
    919 N. Michigan Ave.
    Suite 1000
    Chicago, IL 60611-1676
    (800) 272-3900
    info@alz.org

14. **National Aphasia Association**
    156 Fifth Ave.
    Suite 707
    New York, NY 10010
    (800) 922-4622 (V/TTY)
    klein@aphasia.org

15. **National Brain Injury Association**
    1776 Massachusetts Ave., N.W.
    Suite 100
    Washington, DC 20036-1904
    (800) 444-NHIF
    www.biausa.org

16. **National Council on Aging, Inc.**
    409 Third St. SW
    Suite 200
    Washington, DC 20024
    (202) 479-1200
    (800) 424-9046
    info@ncoa.org

17. **National Council of Senior Citizens**
    1101 14th St. NW
    Suite 400
    Washington, DC 20005
    (202) 289-6976
    www.nsclc@nsclc.org

18. **National Parkinson Disease Foundation**
    1501 N.W. 9th Ave.
    Miami, FL 33136
    (800) 433-7022
    mailbox@npf.ned.miami.edu

19. **National Stroke Association**
    96 Iverness Dr., E.
    Suite I
    Englewood, CO 80112
    (800) 787-6537
    www.stroke.org

(1998年2月27日現在の情報)

付録2　参考図書

1. American Psychiatric Association (1994). *Diagnostic and statistical manual of mental disorders* (4th ed.). Washington, DC: Author.
2. Bayles K & Tomoeda C (1995). *The ABCs of Dementia*. Phoenix, AZ: Canyonlands Publishing.
3. Bayles K & Tomoeda C (1993). *Arizona Battery for Communication Disorders of Dementia*. Tucson, AZ: Canyonlands Publishing.
4. Bayles K & Tomoeda C (1993). *Functional Linguistic Communication Inventory*. Tucson, AZ: Canyonlands Publishing.
5. Bourgeois MS (1992). *Conversing with memory impaired individuals using memory aids*. Gaylord, MI: Northern Speech Services.
6. Bourgeois MS (1991). Communication treatment for adults with dementia. *Journal of Speech and Hearing Research*, **34**, 831-844.
7. Folstein MF, Folstein SE & McHugh PR (1975). Mini-mental State: A practical method for grading the cognitive state of patients for the clinician. *Journal of Psychiatric Research*, **12**, 189-198.
8. Fromm D & Holland AL (1989). Functional communication in Alzheimer's disease. *Journal of Speech and Hearing Disorders*, **54**, 535-540.
9. Goodglass H & Kaplan E (1983). *Boston Diagnostic Aphasia Examination*. Philadelphia: Lea & Febiger.
10. Gruetzner G (1988). *Alzheimer's: A caregiver's guide and sourcebook*. John Wiley and Son.
11. Hellen C (1992). *Alzheimer's disease, activity focused care*. Andover Medical Publishers.
12. Kaplan E, Goodglass H & Weintraub S (1983). *Boston Naming Test*. Philadelphia: Lea & Febiger.
13. Kertesz A (1982). *Western Aphasia Battery*. New York: Grune & Stratton.
14. Mace N & Rabins P (1992). *The 36-hour day*. Baltimore: John Hopkins University Press.
15. Reisberg B, Ferris SH, Anand R, de Leon MJ, Schneck MK, Buttinger C & Borenstein J (1984). Functional staging of dementia of the Alzheimer's type. *Annals of the New York Academy of Sciences*, **435**, 481-483.
16. Reisberg B, Ferris SH, de Leon MJ & Crook T (1982). The Global Deterioration Scale (GDS): An instrument for the assessment of primary degenerative dementia (PDD). *American Journal of Psychiatry*, **139**, 1136-1139.

付録3　間隔伸張法に関する研究

1. Abrahams JP & Camp CJ (1993). Maintenance and generalization of object naming training for anomia associated with degenerative dementia. *Clinical Gerontologist*, **12**, 57-72.
2. Bird M, Alexopoulos P & Adamowicz J (1995). Success and failure in five case studies: Use of cued recall to ameliorate behaviour problems in senile dementia. *International Journal of Geriatric Psychiatry*, **10**, 5-11.
3. Bird M & Kinsella G (1996). Long-term cued recall of tasks in senile dementia. *Psychology and Aging*, **11**, 45-56.
4. Bird MJ & Luszcz MA (1993). Enhancing memory performance in Alzheimer's disease: Acquisition assistance and cue effectiveness. *Journal of Clinical and Experimental Neuropsychology*, **15**, 921-932.
5. Bjork RA (1988). Retrieval practice and the maintenance of knowledge. In Gruneberg MM, Morris P & Sykes R (Eds.), *Practical aspects of memory* (Vol. 2, pp. 396-401). London: Academic Press.
6. Brush JA & Camp CJ (1998). Using spaced retrieval as an intervention during speech-language therapy. *Clinical Gerontologist*, **19(1)**, 51-64.
7. Brush JA & Camp CJ (1998). Using spaced retrieval as an intervention during dyphagia therapy: A case study. *Clinical Gerontologist*, *19(2)*, 96-99.
8. Camp CJ (1989). Facilitation of new learning in Alzheimer's disease. In Gilmore G, Whitehouse P & Wykle M (Eds.). *Memory and aging: Theory, research and practice*. New York: Springer.
9. Camp CJ, Foss JW, Stevens AB, Reichard CC, McKitrick LA & O'Hanlon AM (1993). Memory training in normal and demented elderly populations: The E-I-E-I-O model. *Experimental Aging Research*, **19**, 277-290.
10. Camp CJ & McKitrick LA (1992). Memory intervention in Alzheimer's type dementia populations: Methodological and theoretical issues. In West RL & Sinnott JD (Eds.), *Everyday memory and aging: Current research and methodology* (pp. 155-172). New York: Springer-Verlag.
11. Camp CJ & Stevens AB (1990). Spaced retrieval: A memory intervention for dementia of the Alzheimer's type (DAT). *Clinical Gerontologist*, **10**, 58-60.
12. Hayden CM & Camp CJ (1995). Spaced retrieval: A memory intervention for dementia in Parkinson's disease. *Clinical Gerontologist*, **16(3)**, 80-82.
13. Landauer TK & Bjork RA (1978). Optimal rehearsal patterns and name learning. In Gruneberg MM, Morris P & Sykes R (Eds.), *Practical aspects of memory* (pp. 625-632). London: Academic Press.
14. McKitrick, LA & Camp CJ (1993). Relearning the names of things: The spaced retrieval intervention implemented by a caregiver. *Clinical Gerontologist*, **14**, 60-62.
15. Schacter DL, Rich SA & Stampp MS (1985). Remediation of memory disorders: Experimental evaluation of the spaced retrieval technique. *Journal of Clinical and Experimental Neuropsychology*, **7**, 70-96.
16. Squire LR (1994). Declarative and nondeclarative memory: Multiple brain system supporting learning and memory. In Schacter DL & Tulving E (Eds.), *Memory systems* (pp. 203-232). Cambridge, MA: MIT Press.
17. Stevens AB, O'Hanlon AM & Camp CJ (1993). Strategy training in Alzheimer's disease: A case study. *Clinical Gerontologist*, **13**, 106-109.

18. Wilson BA, Baddeley A, Evans J & Sheil A (1994). Errorless learning in the rehabilitation of memory impaired people. *Neuropsychology Rehabilitation,* **4**, 307-326.

◆引用文献

1) Abrahams JP & Camp CJ (1993). Maintenance and generalization of object naming training for anomia associated with degenerative dementia. *Clinical Gerontologist,* **12**, 57-72.
2) American Association of Retired Persons and Administration on Aging (1997). A profile of older Americans. Washington, DC: AARP.
3) American Psychiatric Association (1994). *Diagnostic and statistical manual of mental disorders* (4th edition). Washington, DC: Author.
4) Arkin SM (1991). Memory training in early Alzheimer's disease: An optimistic look at the field. *American Journal of Alzheimer's Care and Related Disorders & Research,* **6**, 17-25.
5) Baddeley AD (1992). Implicit memory and errorless learning: A link between congnitive theory and neuropsychological rehabilitation? In Squire LR & Butters N (Eds), *Neuropsychology of memory* (2nd ed.) (pp. 309-314). New York: Guillford Press.
6) Bird M, Alexopoulos P & Adamowitz J (1995). Success and failure in five case studies: Use of cued recall to ameliorate behaviour problems in senile dementia. *International Journal of Geriatric Psychiatry,* **10**, 5-11.
7) Bjork RA (1988). Retrieval practice and the maintenance of knowledge. In Gruneberg MM, Morris P & Sykes R (Eds), *Practical aspects of memory* (Vol. 2, pp. 396-401). London: Academic Press.
8) Brush JA & Camp CJ (1998a). Using spaced retrieval as an intervention during speech-language therapy. *Clinical Gerontologist,* **19 (1)**, 51-64.
9) Brush JA & Camp CJ (1998b). Using spaced retrieval during dysphagia therapy: A case study. *Clinical Gerontologist,* **19 (2)**, 96-99.
10) Camp CJ (1989). Facilitation of new learning in Alzheimer's disease. In Gilmore G, Whitehouse P & Wykle M (Eds). *Memory and aging: Theory, research and practice.* New York: Springer.
11) Camp CJ, Foss JW, O'Hanlon AM & Stevens AB (1996a). Memory interventions for persons with dementia. *Applied Cognitive Psychology,* **10**, 193-210.
12) Camp CJ, Foss JW, Stevens AB & O'Hanlon AM (1996b). Improving prospective memory task performance in Alzheimer's disease. In Brandimonte MA, Einstein GO & McDaniel MA (Eds), *Prospective memory: Theory and applications* (pp. 351-367). Mahwah, NJ: Lawrence Erlbaum.
13) Camp CJ & Schaller JR (1989). Epilogue: Spaced-retrieval memory training in an adult day care center. *Educational Gerontology,* **15**, 81-88.
14) Camp CJ & Stevens AB (1990). Spaced retrieval: A memory intervention for dementia of the Alzheimer's type (DAT). *Clinical Gerontologist, 10*, 58-60.
15) Carruth EK (1997). The effects of singing and the spaced retrieval technique on improving face-name recognition in nursing home residents with memory loss. *Journal of Music Therapy, XXXIV,* **3**, 165-186.
16) Corkin S (1965). Tactually guided maze-learning in man: Effects of unilateral cortical excisions and bilateral hippocampal lesions. *Neuropsychologia,* **3**, 339-351.
17) Corkin S (1968). Acquisition of motor skill after bilateral medial temporal lobe excision. *Neuropsychologia,* **6**, 255-265.
18) Damasio AR, Van Hoesen GW & Bradlely TH (1990). Reflections on the selectivity of neuropathological changes in Alzheimer's disease. In Schwartz MF (Ed), *Modular deficits in Alzheimer-type Dementia.* Cambridge, MA: MIT Press.

19) Folstein MF, Folstein SE & Mchugh PR (1975). Mini-mental State: A practical method for grading the cognitive state of patients for the clinician. *Journal of Psychiatric Research,* **12**, 189-198.
20) Gibb WRG (1989). Dementia and Parkinson's disease. *British Journal of Psychiatry,* **154**, 596-614.
21) Hayden CM & Camp CJ (1995). Spaced Retrieval: A memory intervention for dementia in Parkinson's disease. *Clinical Gerontologist,* **16(3)**, 80-82.
22) Landauer TK & Bjork RA (1978). Optimal rehearsal patterns and name learning. In Gruneberg M, Morris P & Sykes R (Eds), *Practical aspects of memory* (pp. 625-632). London: Academic Press.
23) Mattis S (1988). *Dementia Rating Scale.* Odessa FL: Psychological Assessment Resources, Inc.
24) McKitrick LA & Camp CJ (1993). Relearning the names of things: The spaced retrieval intervention implemented by a caregiver. *Clinical Gerontologist,* **14**, 60-62.
25) McKitrick LA, Camp CJ & Black FW (1992). Prospective memory intervention in Alzheimer's disease. *Journal of Gerontology: Psychological Sciences,* **47**, P337-P343.
26) Moffat NJ (1989). Home-based cognitive rehabilitation with the elderly. In Poon LW, Rubin DC and Wilson BA (Eds), *Everyday cognition in adulthood and late life.* New York: Press Syndicate of the University of Cambridge.
27) Riley KP (1992). Bridging the gap between researchers and clinicians: Methodological perspectives and choices. In West RL & Sinnott JD (Eds), *Everyday memory and aging: Current research and methodology* (pp. 182-189). New York: Springer-Verlag.
28) Squire LR (1994). Declarative and non-declarative memory: Multiple brain systems supporting learning and memory. In Schacter DL & Tulving E (Eds), *Memory systems* (pp. 203-232). Cambridge, MA: MIT Press.
29) Stevens AB, O'Hanlon AM & Camp CJ (1993). Strategy training in Alzheimer's disease: A case study. *Clinical Gerontologist,* **13**, 106-109.
30) Wilson BA, Baddeley A, Evans J & Sheil A (1994). Errorless learning in the rehabilitation of memory impaired people. *Neuropsychology Rehabilitation,* **4**, 307-326.

モンテッソーリ法と間隔伸張法を用いた
痴呆性老人の機能改善のための援助

発　行	2002年5月10日　第1版第1刷	
	2007年3月1日　第1版第2刷Ⓒ	
監訳者	綿森淑子	
訳　者	板倉　香・平松克枝	
発行者	青山　智	
発行所	株式会社　三輪書店	
	〒113-0033 東京都文京区本郷6-17-9　本郷綱ビル	
	☎ 03-3816-7796　FAX 03-3816-7756	
	http://www.miwapubl.com	
印刷所	壮光舎印刷　株式会社	

本書の無断複写・複製・転載は，著作権・出版権の侵害となることがありますのでご注意ください．

ISBN978-4-89590-165-9　C3047

■痴呆老人のコミュニケーション障害の理解とケアの実践に最適なビデオ

［ビデオ］痴呆老人のコミュニケーション・ケア

監修・指導 ◎綿森 淑子　広島県立保健福祉大学名誉教授
　　　　　　小澤　勲　　種智院大学客員教授
制作・著作 ◎広島県

●価格（本体13,000円＋税）〒390　30分　VHS　2002年

　痴呆老人においては、記憶や認知の問題を見過ごすと、生活行動面のトラブルや介護者のストレスを招くことになる。ケアにあたっては、痴呆老人の状態に適したコミュニケーション・ケアによる支援を行うことで、障害を軽減し、ケアの質、対象者の生活の質を高めることができる。

　本ビデオは、痴呆老人のコミュニケーション障害の基本と特性をわかりやすく解説し、事例に沿ってその背景や援助法を学べる実践的な内容となっている。痴呆老人にかかわる医療・福祉現場のスタッフ必見のビデオ。

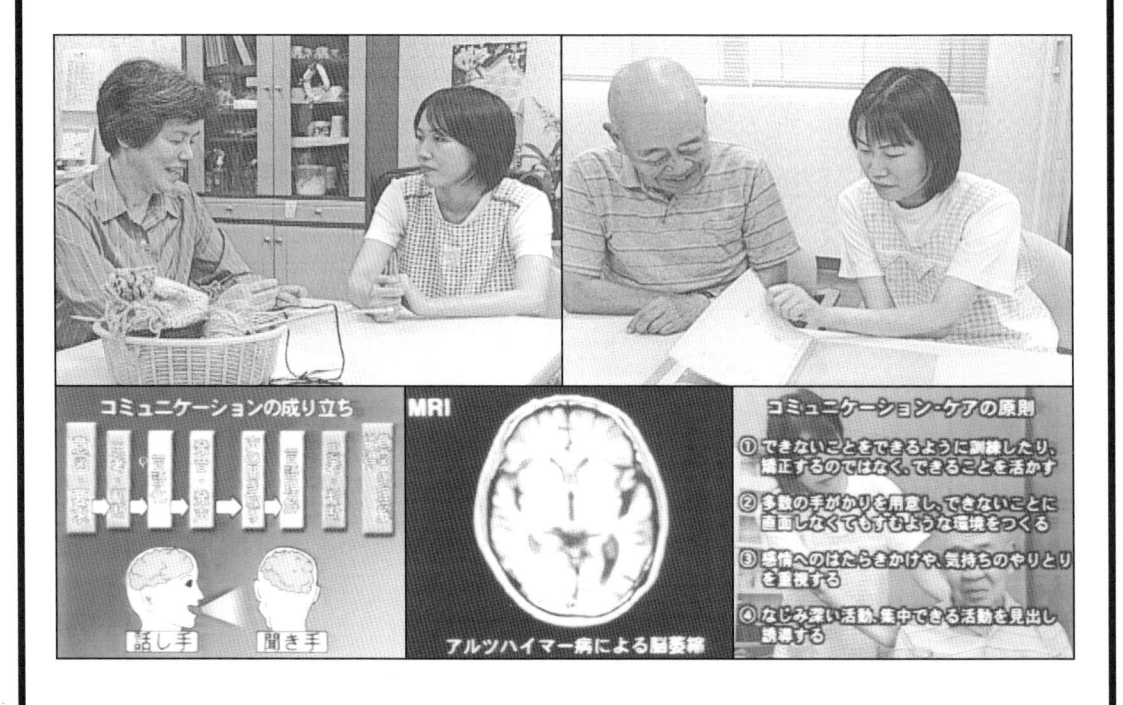

お求めの三輪書店の出版物が小売書店にない場合は、その書店にご注文ください。お急ぎの場合は直接小社に。

〒113-0033
東京都文京区本郷6-17-9 本郷綱ビル
三輪書店
TEL 03-3816-7796
FAX 03-3816-7756
振替 00180-0-255208